大展好書　好書大展
品嘗好書　冠群可期

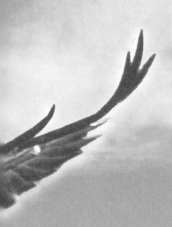

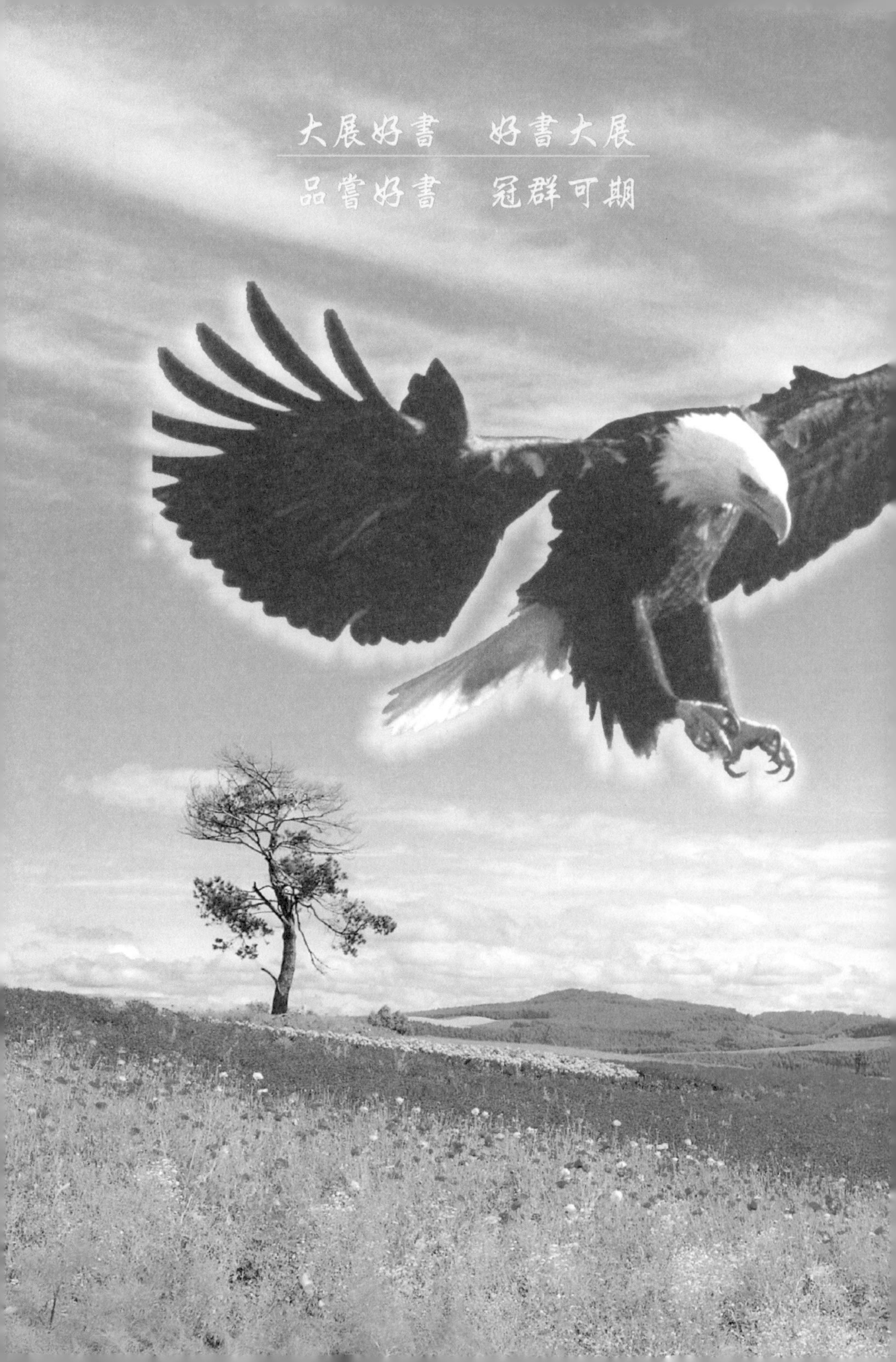
大展好書　好書大展
品嘗好書　冠群可期

休閒保健叢書 2

顏面美容保健按摩術

聞慶漢　主編

品冠文化出版社

主編簡介

聞慶漢　男，一九四六年十二月出生。一九六九年畢業於湖北中醫學院中醫醫療系，畢業後留校任教。

現任中華全國推拿專業委員會委員，湖北省按摩專業委員會副主任委員，湖北省老年醫學研究學會理事，湖北中醫學院針骨系教授、推拿教研室主任、碩士生導師。

從事針灸、推拿專業的教學和臨床工作三十餘年，主要以推拿專業爲主。三十多年來，除擔任中醫學院本科生、專科生的推拿講學以外，還擔任港、澳、台及外國留學生的推拿專業的培訓工作。多次赴香港講學，在國內舉辦過各種推拿培訓班，包括推拿醫療、美容、保健等。與湖北電視台合作舉辦《實用家庭按摩》電視錄影講座，獲全國第二屆電視教學類光州杯三等獎，並被製成電視錄影片由湖北科學技術出版社一九九一年出版發行。

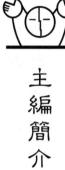

在國家級和省級刊物上先後發表論文數十篇，在《推拿臨證指南》、《中國針灸推拿集成》、《當代中國外治法精要》、《全國高校育人環境研究》等著作中擔任主編與副主編。被《中華推拿療法雜誌》特聘爲首居專家編委。作爲推拿教材編委多次參加全國高等院校推拿教材編寫。

主　編　聞慶漢

副主編　高　霞

編　委　尹　燕　汪新華　李祖清
高　霞　唐傳平　陳　萍
楊立志　聞慶漢　劉巧燕

攝　影　高　峰　聞　誼

製　圖　高文強　聞　誼

前言

按摩醫學是中醫學的重要組成部分，養生保健按摩又是按摩醫學寶庫中的奇珍異寶。從按摩的發展來看，歷史悠久、源遠流長。我國自古就重視養生之道，善用按摩之術以防治疾病，強身健體，防老抗衰，幾千年來醫學家們的不斷實踐和研究，給後人留下了極其豐富的按摩養生保健文獻資料，這是一份極其珍貴的文化遺產，進一步給予整理提高，發揚光大是歷史賦予我們的光榮任務。

按摩是中醫的外治法之一，屬物理療法。在今天，隨著歷史前進，人類社會的不斷進步，物質生活的極大豐富，使人們對於強身健體、延年益壽的願望越來越強烈，發生了重新回歸大自然的呼喊，那些自然之術，返璞歸眞之法備受世人青睞，按摩以其安全、舒適、操作方便、簡便經濟、無毒副作用、效果確鑿而著稱於世：它既能防治疾病，又能養生健身。

此次所編按摩保健叢書四本，分別爲《瘦身保健按摩術》、《顏面美容保健按摩術》、《足部保健按摩術》和《養生保健按摩術》。旨在宣揚按摩之術，益於當今人們所關注的美容保健，減肥瘦身，防治常見疾病，強身健體，緩老抗衰，益壽延年之養生活動。讓傳統按摩術更加深入人心，家喻戶曉：願天下之人健康長壽，青春永駐。

近年來，按摩養生保健之術又有新的發展，其表現是不斷發展的按摩科研所取得的成果，使其更加科學化和現代化。按摩在美容、瘦身、防治疾病、防老抗衰、延年益壽的作用機理的研究已有了可喜的進展。按摩手法分門別類的使用性明顯增強，按摩使用的新途徑時有湧現，按摩的適應範圍正逐漸擴大，其無毒副作用的優點使一些藥物治療相形見絀。

按摩養生保健的市場前途廣闊，按摩現已進入新的歷史發展階段。

本書旨在呼籲人們，在養生保健之時，將目光轉向中國傳統的按摩術，讓這個爲中華民族的繁衍昌盛作出了卓越貢獻的優秀醫術，重振古時雄風，再現蓬勃生機。按摩以其獨特的理論體系，靈巧的操作手法，豐富的防治方法，顯著的臨床效果，安全可靠的施治途徑，科學的養生保健正越來越展示著它無限的生命力。按摩醫學正伴隨著中國傳統醫學的健壯步伐，闊步走向世界。

目錄

頭臉部疾病按摩法

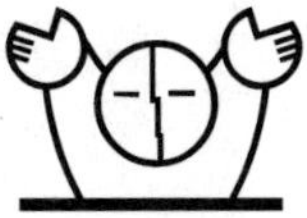

美容、保健按摩簡介

一、美容、保健的定義、性質及範圍

美容，是指人們應用物理和化學的方法，經過科學的、藝術的手法來恢復臉部各部位的生理功能，同時給部位增添美感，達到完美的形態。

推拿美容，是以中醫學的臟腑經絡學說為理論根據，透過各種推拿手法作用於身體的某一穴位，某一經絡或一部位，由皮膚感受器，借助神經的應激作用，引起大腦皮層對全身機能的調整，促進新陳代謝，使人體各系統、各器官處於良性運行過程，以達到促進身體健康，消除皺紋，改善皮膚色澤，塑造優美形體的目的，是用於美容的簡便有效方法之一。

保健，即指保護健康之意，使身體不生病或少生病，並調整人的生理、心理和社會適應性。推拿保健就是採用推拿的手段來保護健康。

中醫認為，推拿美容與經絡學說的關係最為密切。經絡系統由經脈與絡脈兩大部分組成，其中的經脈，有「徑」的含義，猶如途徑，貫穿上下，溝通內外，經脈又分十二經和奇經八脈；絡脈，有「網」的含義，猶如網羅，縱橫交錯，遍佈全身。經絡內連臟腑，外絡肌表，使皮膚與機體構成了一個統一的整體。所以，推拿身體的表面，可以促使百脈疏通、五臟安和。

現代科學認為，推拿皮膚，刺激可以通過皮膚末梢神經傳到人腦、影響整個身體的生理活動，治療身體的某些疾病。

皮膚與十二經脈間存在著緊密的聯繫，為經脈的外周部分，全身皮膚屬十二經脈，稱為十二皮部。外來病邪可透過皮部而侵入經絡臟腑，經絡臟腑的病變也可以以一定的形式在皮膚上反映出來。

例如，腎病患者，膚色發黑；肝病患者，膚色發青；脾病患者，膚色發黃；身體健康者，膚色光澤明潤；精血衰敗者，膚色枯槁無澤。

推拿美容認為，膀胱經、腎經、肝經、小腸經、大腸經、胃經和三焦經對皮膚的影響最為密切。

刺激膀胱經可以改善肥胖體質，改善臉色過紅，促進膚色變白，消除皮膚過敏和改善雀斑。

刺激腎經可以改善過瘦體形，也可以減肥，預防酒刺和毛囊炎，消除皮膚過敏，改善雀斑。

刺激肝經可改善晦黑膚色，減肥，治癒皮疹。

刺激小腸經、大腸經可改善過瘦體型，改善膚色晦暗無華，治癒皮疹和皮膚過敏。

刺激胃經可防治皮疹，改善晦暗無華膚色，改善瘦弱體型。

刺激三焦經可預防皮膚化膿性感染，治療酒刺和皮疹，消除一切皮膚疾患。

推拿美容的重點在頭臉部。研究資料表明：長期推拿頭臉部，可以促使臉部皮膚的毛細血管擴張，血液循環改善，去除衰老萎縮的上皮細胞，增強汗腺功能，加強新陳代謝，從而改善皮膚的呼吸功能和營養作用，增加皮膚的光澤，維持皮膚的彈性，使臉部不產生或少產生皺紋，或舒展已產生的皺紋，促使臉色紅潤，容貌增輝，青春常駐。

推拿美容不僅對臉部或全身的皮膚有護膚潤澤除皺的作用，用較強一些的手法進行美容推拿，還能加快肌肉的血液循環，增加肌肉的營養物質，消除肌肉的疲勞，提高肌肉的柔韌性，減輕或消除肌肉的痙攣，促使萎縮的肌肉逐漸恢復。所以，美容推拿對面肌痙攣、抽動、面肌癱瘓、四肢肌肉萎縮，以及不良衛生習慣造成的臉型異常等影響美容的肌肉病變也有較好的療效。

頭臉部的推拿美容保健包括養顏、美髮、明目、聰耳、健鼻、美齒香口等等，長期堅持推拿美容保健，可以取得較好的效果。

二、美容、保健發展簡史

愛美是人類的天性。中國崇尚中醫美容健身的歷史悠久，中醫美容，是以中醫理論為基礎，以具有中醫特色的方法和藥方為手段，透過調節臟腑功能，改善血液循環，達到清潔顏面，美化肌膚、五官、毛髮，消除面部瑕疵，達到維護、修復、重塑人體美的目的。

中醫美容方法豐富，方式多樣，如內服、外搽、薰染、沐浴、按摩、針灸等。尤其是按摩療法，無須服藥，無痛苦，易於被人所接受。

隨著歲月流逝，每個人的臉上都會留下道道皺紋，失去昔日的光澤和風采，所以俗語說「人老皮先老」。琳琅滿目的化妝品雖然可以修飾臉部衰老的缺陷，但只是暫時的作用，而堅持自我美容按摩，可以促進臉部血液循環，加快新陳代謝，改善皮膚的營養，才能延緩皮膚衰老的發生與發展，才能使臉色紅潤，容光煥發。所以有人說「按摩是臉部皺紋的剋星」。

推拿又叫按摩，已有兩千多年的歷史。推拿美容屬於推拿保健的範圍，是保健養生的一種手段，古人稱為外功。

推拿是人類最古老的一種物理療法。可以這樣說，自有人類開始，就產生了這種古老而原始的治療方法。遠古時期，人們為了求得生存，在從事各種勞動中，在與自然界各種不利因素抗爭中，為了戰勝疾病，治療損傷，有目的地將推拿運用到生活實踐中。

當人類在生產勞動或互相爭鬥中遇到傷痛破損時，經過手的撫摸，揉搓，捶擊等動作，可以使疼痛緩解或消失，破損癒合。這種本能的醫療活動，經由不斷總結，逐漸形成了推拿的治療體系。

「人老皮先老」，表現出人體衰老最明顯的部位在皮膚，尤其是臉部皮膚最能反映衰老的程度。老化的皮膚乾燥無光澤、缺乏彈性、起皺紋。

要防止皮膚過早衰老，臉部皺紋過早出現，除了保持生活起居要有規律、工作要勞逸結合、營養要全面合理、睡眠要充足、適度的運動、有妨礙面容的不良習慣要儘量糾正，除了要選用良好的美容化妝品外，防治臉部皮膚皺紋的最有效方法就是自我美容按摩。

而臉部美容按摩最好在年輕時開始，若等到步入老年之後，臉部皮膚已經枯萎、衰老時再開始按摩，那效果就不明顯。另外，臉部美容按摩，非短期內可以收效，需長期堅持，不間斷的進行。

在國外，推拿也是一門古老的醫術。早在西元前四～五世紀，古希臘的醫聖希波克拉底就強調區公所掌握推拿的必要性，並詳細地寫出了推拿的療效和適應證，但到了中世紀，推拿療法的研究一度中斷。

一直到十八世紀後才開始從科學上加以研究，並闡明其生理作用，又在手法方面建成了體系，並根據臨床應用的範圍，分為醫療推拿、保健推拿、運動推拿、美容推拿、職業推拿等。尤其是保健推拿和美容推拿成了西方人乃至日本人、香港人生活中追求形體美和容貌美不可缺少的一環。

以美國為例，每年都有數以百萬計的人走入美容室。其中不少的推拿美容方法是借鑒了我國傳統的推拿手法，也有人把中醫經絡學說的原理用於美容，取得了一些功效。

推拿用於治療疾病，在我國人民的心目中已有一定的基礎，但對推拿能美容卻感到陌生。這是由於目前美容僅僅局限於為數甚少的美容部門，而且大部分從事美容推拿的工作人員並非推拿專業人員，不熟悉中國醫學的基礎理論，不懂得經絡穴位在美容上的整體治療作用，僅用一些簡單的方法施術於臉部，因此無法起到應有的效用。

開設有推拿專科的醫療單位，又不去發展美容專案，使美容推拿的發展受到很大的影響。與國外相比，從美容推拿的設施到從事美容推拿的人數，懸殊甚大。隨著對外開放的不斷深化，人們的美容觀念將會轉變。

同時也要求有志於美容推拿的專業人員和喜愛美容推拿的業餘人員，繼承和發揚中國醫學遺產，充分利用傳統醫學的優勢，學習、應用中醫的經絡腧穴學說和推拿療法，為美化人民生活作出應有的貢獻。

美容、保健按摩的基本知識。

一、臉部局部解剖知識

臉部的基本解剖主要包括臉部的骨骼、皮膚、肌肉、神經、血液循環等幾個方面。要做好頭臉部的美容保健按摩，必須掌握頭臉部的局部生理解剖，這是學習的基礎。

下面就頭臉部的骨骼、皮膚、肌肉、神經、血液循環等分敘如下。

(一)頭部骨骼組成

頭部的骨骼稱為顱骨，顱的位置在脊柱上方，由二十三塊大小不同、形態不一的顱骨組成：

一塊枕骨，二塊頂骨，一塊額骨，一塊蝶骨，一塊篩骨，二塊顳骨，二塊上頜骨，一塊下頜骨，二塊顴骨，二塊鼻骨，一塊犁骨，二塊淚骨，二塊下鼻甲骨，二塊齶骨，一塊舌骨。

(二)臉部的皮膚

皮膚是由表皮、真皮和皮下組織三部分組成。

1.表 皮

是皮膚最外面的一層，從外至裏分別為角質層、棘細胞層、基底層。

(1)角質層：是表皮的最外層，由數層的角化扁平細胞組成。這種細胞衰老後，成片狀脫落，形成鱗屑，它比較堅韌，對物理性和化學性等損害有一定的防護作用。

(2)棘細胞層：由五～八層魚鱗狀細胞組成，細胞壁周圍有棘突起，細胞間隙內充滿淋巴液，向表皮輸送養料。

(3)基底層：在表皮的最深部，與真皮相連，由一排柱狀細胞組成，柱狀細胞經常分裂，以補充臉角質層細胞脫落和修復表皮的缺損。柱狀細胞內有黑色素，它能抵禦紫外線傷害真皮，起到過濾紫外線的功能。

色素的種類和數量決定人的不同膚色。

1.額骨
2.冠狀縫
3.頂骨
4.顳骨
5.鼻骨
6.淚囊窩
7.眶下裂
8.眶上孔
9.眶上裂
10.視視經孔
11.眶
12.眶下孔
13.下鼻甲
14.犁骨
15.下頜骨
16.酸肌阻隆
17.頦孔
18.上頜骨
19.顴骨
20.中鼻甲

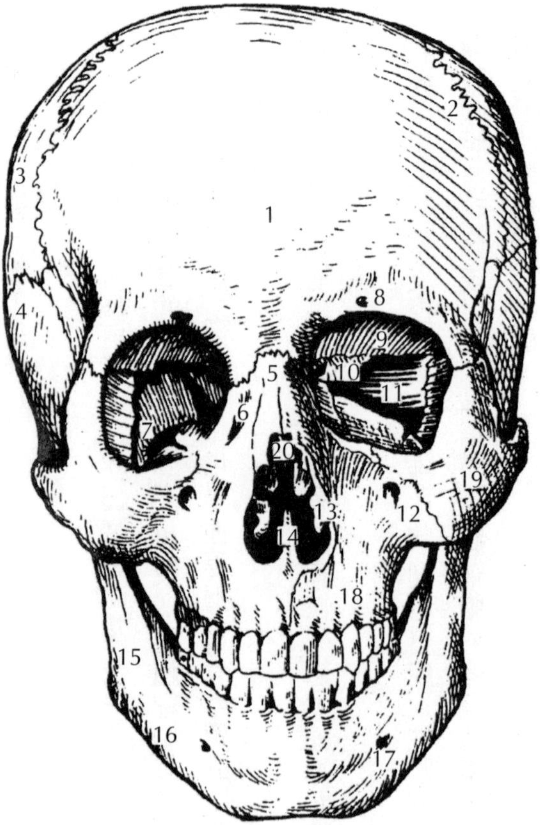

圖 2-1

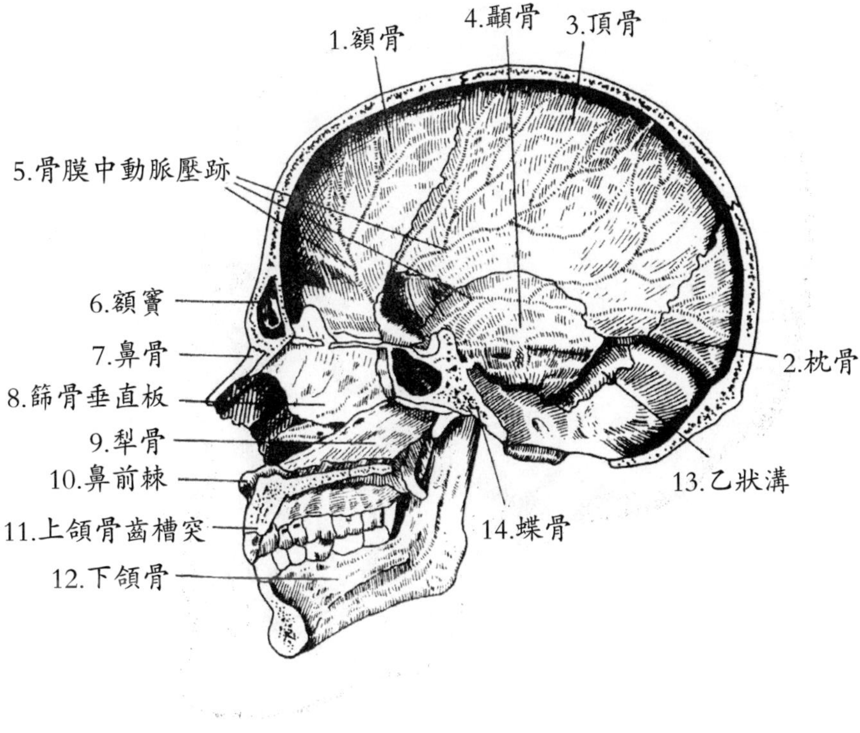
1.額骨
4.顳骨
3.頂骨
5.骨膜中動脈壓跡
6.額竇
7.鼻骨
8.篩骨垂直板
9.犁骨
10.鼻前棘
11.上頜骨齒槽突
12.下頜骨
2.枕骨
13.乙狀溝
14.蝶骨

圖 2-2

1.額骨
2.頂骨
3.枕骨
4.顳上線
5.顳下線
6.頂顳縫
7.冠狀縫
8.人字縫
9.蝶額縫
10.顳線
11.顳鱗
12.顳窩
13.枕鱗
14.枕乳突縫
15.外耳門
16.乳突
17.莖突
18.鼻骨
19.淚骨
20.淚囊窩
21.篩骨
22.顴骨
23.顴弓
24.上頜骨
25.下頜骨

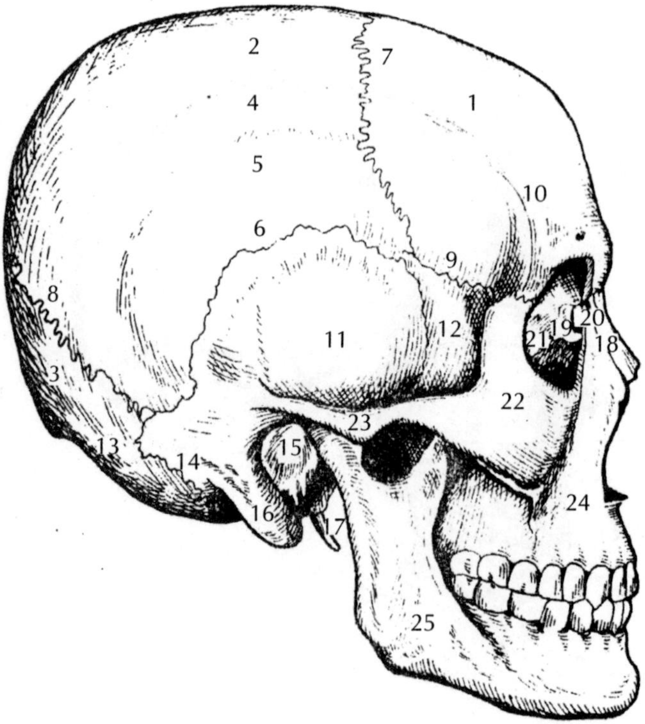

圖 2-3

2. 眞　皮

在表皮下面，含有較多的結締組織、膠原纖維和彈力纖維。膠原纖維和彈力纖維都有一定的走向，故而形成了皮膚紋理，真皮堅韌而有彈性，因有豐富的神經末梢，可感受外界的冷、熱、觸、痛等各種刺激，使機體產生相應的防禦和調節血管、汗腺等功能，真皮內血管十分豐富，同時真皮內亦含有毛囊和汗腺。

3. 皮下組織

由疏鬆結締組織和脂肪組織構成，這一部分主要對人的體形產生作用。

臉部皮膚紋理的走向是：前額部呈橫向方向排列，兩眼部則圍繞眼眶周圍呈橢圓形走向，在眼角處上、下呈「魚尾狀」排列；面頰部的皮膚由眼眶下緣起「近乎半圓狀」順序排列，向下頜方向走向。

(三) 臉部的肌肉

頭部及頸部的肌肉皆是橫紋肌，能受人的意願所控制，在頭臉部作按摩時，手法用力的大小、方向和動作就是依據這些肌肉的性能來決定的。以下頭部及頸部的主要肌肉，每個按摩和自我按摩者都應該熟記它：

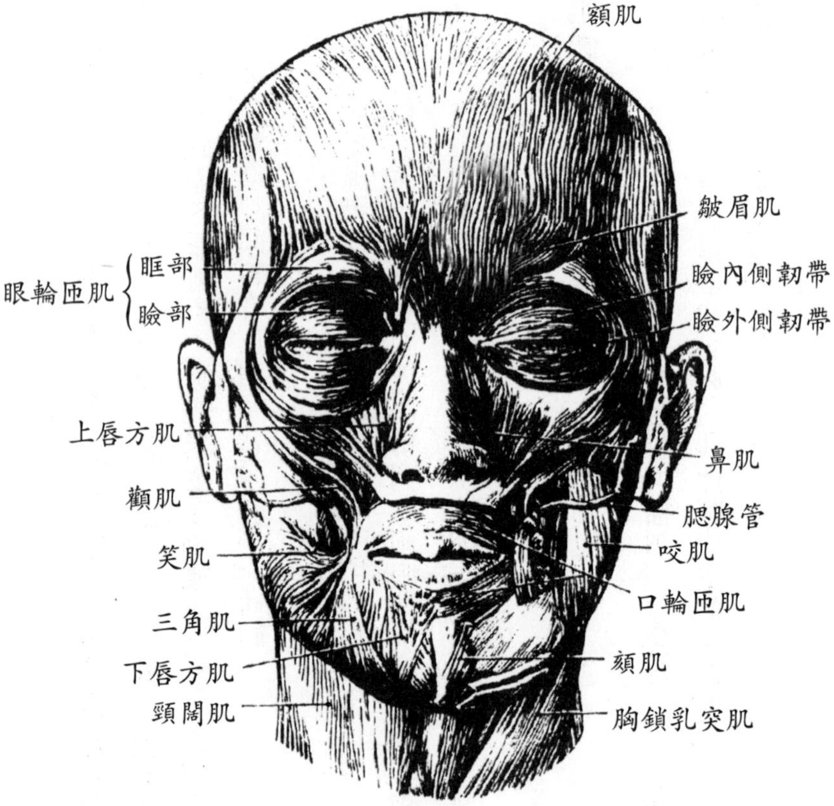
額肌
皺眉肌
眼輪匝肌
眶部
瞼部
瞼內側韌帶
瞼外側韌帶
上唇方肌
鼻肌
顴肌
腮腺管
笑肌
咬肌
口輪匝肌
三角肌
下唇方肌
頦肌
頸闊肌
胸鎖乳突肌

圖 2-4

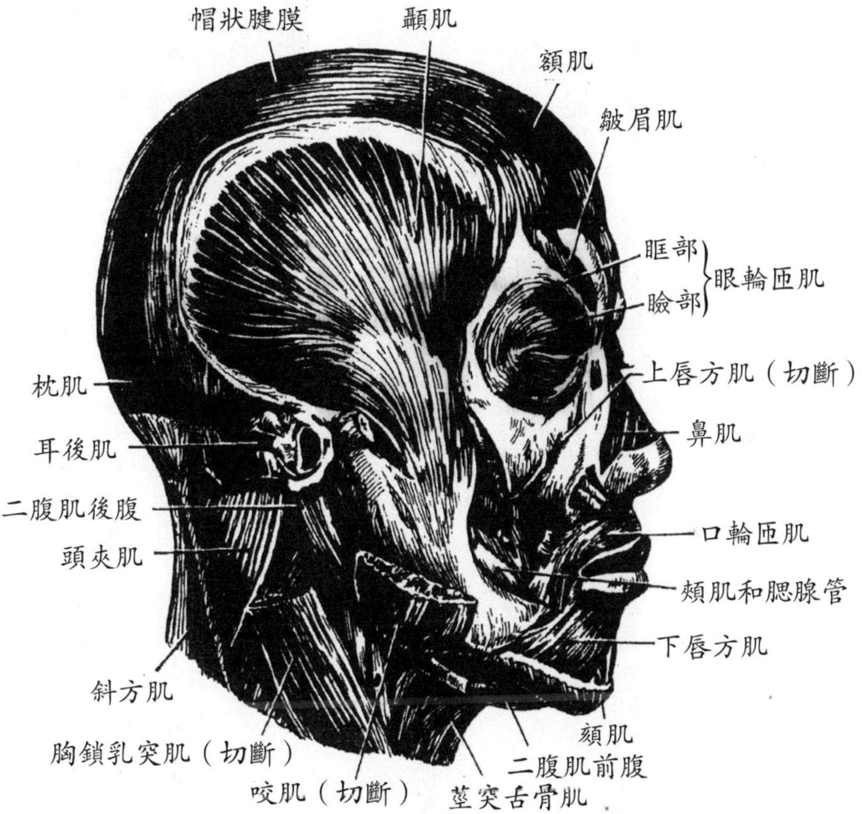
帽狀腱膜
顳肌
額肌
皺眉肌
眶部
瞼部
眼輪匝肌
上唇方肌（切斷）
鼻肌
口輪匝肌
頰肌和腮腺管
下唇方肌
頦肌
二腹肌前腹
莖突舌骨肌
咬肌（切斷）
胸鎖乳突肌（切斷）
斜方肌
頭夾肌
二腹肌後腹
耳後肌
枕肌

圖 2-5

①額肌 ②皺眉肌 ③眼輪匝肌 ④鼻肌 ⑤顴肌 ⑥頰肌 ⑦咬肌 ⑧上唇方肌 ⑨笑肌 ⑩口輪匝肌 ⑪三角肌 ⑫下唇方肌 ⑬降口角肌 ⑭頦肌 ⑮顳肌 ⑯枕肌 ⑰耳後肌 ⑱二腹肌 ⑲頭夾肌 ⑳斜方肌 ㉑胸鎖乳突肌 ㉒莖突舌骨肌 ㉓頸闊肌。

(四)臉部的神經

臉部表情肌全部由臉神經支配。

顴支：分上下兩部分，上部支配額肌和眼輪匝肌的部分，下部支配眼輪匝肌的下部分和眶下肌肉。

顳支：分佈於額肌，眼輪匝肌，耳前肌和耳上肌。

頰支：支配頰肌、口輪匝肌，上唇方肌和顴肌的下部分。

下頜緣支：支配降下唇肌，下頜緣支可與下頜神經的頰神經，面神經的頰支與頸支相連通。

頸支：支配頸闊肌。

(五)臉部血液循環

血液循環對臉部組織的營養、健美以及修復均起到很重要的作用，也是能否保持臉部皮膚、肌肉富有彈性和保持光澤的主要因素。

頭頸部血液循環（頭頸部動靜脈）

①頸總動脈　②頸外動脈　③頸內動脈　④椎動脈　⑤頸內靜脈　⑥頸外靜脈

(六)皮膚的主要功能

皮膚的主要功能為保護、調節體溫、知覺、分泌、排泄、吸收等。

(1)皮膚是身體的外衛，有保護機體的作用，可防止細菌侵入，可以抵抗冷熱傷害及較小的外傷等，還可以抵抗有害化學物質的腐蝕。

(2)皮膚可透過末梢神經，對冷、熱、疼痛、壓力有所反應。

(3)調節體溫，健康的人體可以保持攝氏三十六～三十七度的常溫，當外界溫度發生變化時，皮膚內的血液及汗腺會作適當的調節來保持體溫恒定，出汗可以散熱。

(4)皮膚可由汗腺將汗排出體外，由於帶有鹽分和其他化學物質，人體水分會隨汗的排出而消失。

(5)皮膚內含有皮脂腺，皮脂腺可以分泌油脂，以潤澤皮毛。

(6)皮膚本身有輕度的吸收功能，可將某些物質經由皮膚進入體內，對人體產生一定程度的影響。

二、影響頭臉部美容的因素

(一)先天因素

色澤鮮明，白裏透紅的皮膚，多來自於父母的遺傳，特別是皮膚的機理，遺傳性最強。端正的五官，濃密的頭髮很大程度上也取決於基因的遺傳因素。

此外，一些影響美容效果的皮膚病，如痤瘡、雀斑、少年白髮等，均與遺傳密切相關。

(二)後天因素

1.季節與美容

中醫認為人的健康與疾病，人體容貌的維護與增進，與四時氣候有密切關係。早在《內經・素問》中就提出了順時養生大法：「春夏養陽，秋冬養陰，以從其根。」春夏之季，萬物生長，人體新陳代謝相對旺盛，因此，要蓄養體內的陽氣，防止其發洩太過，而秋冬陽伏陰盛，人體新陳代謝相對減緩，因此，要蓄養體內的陰氣，防止陰精耗損太過。

此外，自然界中存在著風、寒、暑、濕、燥、火六氣，在一定條件下，若變成六淫而致病，頭臉部皮膚和器官首當其衝，容易導致各種損容性疾病。由此可見，四季的氣候，陰陽變化的規律對於頭臉部皮膚的美容保健有著直接的影響。

(1)**四季與護膚**：風邪為春季的主要病因，護膚應防過敏。春季是萬物生發的季節，由於花粉、塵埃、細菌等微生物易隨風飛揚，黏附於皮膚被皮膚溶解吸收，易引起過敏反應。

火（熱）邪為夏季的主要病因，護膚應防日曬。夏季陽光照射最強，適度的日光浴可促進人體血液中紅細胞數目和血紅蛋白量的增加。陽光有助於皮膚產生維生素D，增加皮膚的抵抗力，促進血液循環和新陳代謝。如果過度曝曬，則有損皮膚細胞，引起充血、炎症等不良反應，重者使皮膚水腫或壞死，促進皮膚老化，也是產生皮膚癌的原因之一。

研究表明，日光中紫外線對皮膚作用較強，過量的紫外線可使真皮中的膠原纖維和彈力纖維發生變性，使皮膚韌性和彈性降低；其次還可使細胞內核酸或蛋白質變性，發生急性皮炎。

燥邪為秋季的主要病因，護膚應保濕。秋季氣候變化明顯，風沙大，毛孔收縮，皮脂腺、汗腺分泌也隨之減少。這時，皮膚會變得乾燥、緊縮，易產生皺紋。

寒邪為冬季的主要病因，護膚應防皸裂。冬季氣候嚴寒，雨水少，空氣乾燥寒冷，皮脂腺、汗腺分泌最少，使皮膚嚴重缺水，引起乾裂。

(2)**四季與護髮**：春季，氣候乾燥，頭髮水分和油脂易蒸發，彈性降低，而且頭髮與空氣產生靜電，使塵物附著，頭髮易髒，影響皮脂髮質，角質脫落，使頭皮發癢。夏季皮脂分泌增加，頭髮油膩易髒，為保持頭髮的清潔，應增加洗頭的次數。秋末冬初，人的頭皮分泌減少，頭髮變得蓬鬆乾燥或脫落。

2.年齡與美容

兒童皮膚較成人薄，外觀平滑細嫩，容易受損傷。血管豐富，對外界溫度反應敏感。皮膚含水量高，受外界刺激易水腫出血。新生兒皮脂腺發達，額部皮脂分泌比成人還多，多數新生兒鼻部可見皮脂腺增生的黃白色粉刺。

青春期的少年新陳代謝旺盛，皮膚富有彈性，是人一生中皮膚和頭髮最美的時期。同時這個年齡也是分泌物最多的年齡，臉上易長痤瘡，頭髮很容易弄髒，因此須養成常洗臉和洗頭的習慣。

三十～四十歲左右的中年人開始衰老，皮膚呈現敏感，不再像年輕時那樣光滑，雀斑和皺紋開始侵襲，白髮也隱約可見。隨著年齡的增長，皮膚透明感開始消失，含水量逐漸減少，而呈現乾燥的狀態。

到了五十～六十歲左右，人開始進入中老年期，皮膚抵抗力明顯降低，對氣候的變化很敏感。隨著新陳代謝的減緩，皮下脂肪消失，皮膚鬆弛變薄；皮膚失去彈性，萎縮變性，皺紋增多。同時皮膚色素增加，皮色變得褐黑，出現黃褐斑。頭髮變白，甚至脫落。

3.疾病與美容

疾病發生的原因是什麼？《靈樞・百病始生》曰：「兩虛相得，乃客其形。」這兩虛，一指邪之虛，一指人之虛。虛邪遇虛人，作用於機體而發病。因此，疾病是一個複雜的病理過程，病邪只是發生疾病的條件，而正氣不足才是導致疾病的主要原因。

對於頭臉部而言，除了各種原因導致的皮膚病以外，還有一些內科疾病的發生，也會影響頭臉部五官的形態或功能障礙，從而影響外觀美容。

談到皮膚性疾病，我們首先應該認識皮膚的構造。在顯微鏡下觀察，皮膚分為表皮層、真皮層和皮下組織層，表皮最外面為角質層。透明層對皮膚起著最重要的防護作用，其生長速度很快，整個代謝過程約四週。微生物、化學、光線等有害物質多損害此層而引發各種皮炎。

此外，表皮內還有色素細胞，決定著皮膚的顏色。若色素產生過多，會導致常見的黃褐斑、雀斑、黑素細胞瘤等，產生過少會患白化病、白癜風等。

真皮比表皮厚三～四倍，彈性很大。若長期日曬，會使真皮老化，彈性變小，產生皺紋。

皮下組織即脂肪層，決定著身體的胖瘦，太胖不僅影響美觀，而且易誘發心血管疾病；一味減肥也不行，不正確的方法不僅影響健康，而且皮膚衰老得很快，皮下脂肪少了，血管就暴露出來，當然也會影響美觀。

皮膚除以上三層以外，還有一些皮膚的附屬器官，如血管、神經、汗腺、皮脂腺及毛髮等。若它們發生了損害，也會引起各種疾病，如突然感受風寒導致臉神經缺血、水腫、引起臉神經炎、三叉神經痛，或一側面肌陣發性抽搐引起臉肌痙攣；或毛囊的病變會引起脂溢性脫髮、斑禿，毛髮色素的減少會致少年白髮等。

皮脂腺的分泌多少在很大程度上決定著皮膚的類型。油性皮膚易發生痤瘡、酒糟鼻、脂溢性皮炎；乾性皮膚易發生脫屑、皮膚皸裂、鬆弛；混合性皮膚多從油性演變而來，由於護理不當或濫用化妝品造成，常伴有難治的結節性痤瘡，脂溢性皮炎和Ⅱ度以上的酒糟鼻。

如前所述，發生疾病的主要原因是正虛。人若不注意內養正氣，會發生臟腑的病變。中醫常常把人體臉部皮膚作為五臟的鏡子，如果五臟的功能正常，可由經絡將氣血津液輸送、散佈到臉部皮膚，皮膚得到滋補潤養又能抗禦外邪，從而使臉部皮膚紅潤細膩，面容光澤紅潤。

此外，人又是一個內外相應的整體，五臟的病變必然會反映到五體、七竅、情志的變化。若臉色蒼白無華或臉色青紫，精神意識思維異常，失眠，多夢，此與心臟的病變有關；

若皮膚粗糙，乾燥無光，毛髮憔悴枯槁，或嗅覺、聲音障礙，此與肺臟的病變有關；

若人四肢軟弱無力，唇色淡白，皮膚腫脹，或濁氣上逆而致口臭，水濕化熱而致的痤瘡、酒糟鼻等，均與脾胃的病變有關；

若噯氣太息或煩躁易怒，爪甲遲鈍易裂，兩目視物不清，此與肝部的病變有關；

若面色黎黑，目眶發黑，發少齒落，或聽覺障礙，此與腎部的病變有關。

4. 飲食與美容

(1)六大營養與美容：人每天需要從食物中獲得所需要的各種營養，主要包括蛋白質、脂肪、醣類、無機鹽、維生素和水，他們是皮膚健美的物質基礎，缺乏任何一種均可導致疾病的發生，影響皮膚的美容。

先說皮膚美容與蛋白質、脂肪和醣類。

蛋白質是組成和不斷更新人體細胞組織的原料。蛋白質能夠促進人體生長發育，修補組織。一般男性每日攝入量為七十～一〇五克，女性是五～八十五克，孕婦加十五克，乳母加二十五克。長期缺乏蛋白質，會導致皮膚失去彈性，產生皺紋，頭髮稀疏，失去光澤。皮膚創傷難癒合，易患皮膚病。若攝入過多，則代謝產生大量酸性物質，引起皮膚早衰。

脂肪能夠增加皮膚彈性，也是熱量儲存的倉庫。一般攝入量應占每日總熱量的百分之二。若長期攝入不足，會出現軀體發育遲緩，大腦反應遲鈍；若攝入過多，又會引起血管壁的粥樣硬化，外觀的肥胖也有礙健美。

醣類是人體最主要的熱量來源，幫助構成人體本身的蛋白質在體內合成，約占每日食物產生熱量的百分之五十～七十，若攝入不足，那麼，食入蛋白質會被消耗掉；如食入過量，又會使血脂增高。

再說皮膚美容與礦物質、維生素和水。

礦物質即無機鹽，其重量約為成人體重的百分之五左右。含量較多的有鈣、鉀、鈉、磷、鎂、氯、硫、硅等，稱宏量元素；含量極少的有鐵、鋅、碘、硒、銅等，稱微量元素。這些礦物質元素人體雖然需要的不多，但一旦缺乏就會得病。

鈣是牙齒和骨骼的主要組成部分，若含鈣不足，則牙齒鬆動，骨頭易碎易斷。

鋅具有維護皮膚的彈性，使之細嫩柔滑的作用，若含鋅不足，會使皮脂腺失調，皮脂外溢出現皮疹；皮膚免疫力下降，容易感染化膿。

鐵是構成血紅蛋白、肌紅蛋白、細胞色素和其他酶系統的主要成分，一旦缺鐵，不僅臉色蒼白難看，而且會導致缺鐵性貧血。

維生素是維持皮膚健康所不可缺少的營養要素，它不但能調節人體血液和汗腺的代謝，而且還可以改變體液的酸鹼度，促進皮膚的光澤紅潤。

維生素必須依靠食物來提供。目前已知的維生素有二十多種，常見的有維生素A、B、C、D、E、K。

如維生素A能維持上皮細胞組織的健康和正常的視覺，保持皮膚的光滑潤澤。若缺乏會引起皮膚老化起皺，乾燥且失去光澤。還會出現乾眼病，導致夜盲症。

維生素B_2能使皮膚皺紋變淺，消除皮膚斑點。若缺乏可發生口角炎、唇炎、脂溢性皮炎、斑禿、白癜風等。

維生素C有預防色素沉著，保持臉部水分充足，防止皺紋產生和抗衰老的作用。皮膚患雀斑、黃褐斑、頭髮枯黃等均與維生素C缺乏有關。維生素E為「抗衰老維生素」，有抗細胞膜氧化的作用，與維生素C有協同作用，以改善皮膚彈性，促進皮膚內血液循環，還有消退老年斑和色斑的作用。

水是人體細胞和組織的重要組成部分，人體的新陳代謝都必須在水溶液的狀態下進行。若皮膚缺水會變得乾燥粗糙，若頭髮缺水會變得枯黃易斷。

⑵合理飲食，養成良好的飲食習慣：

中醫講究食物搭配，提倡以穀為主，以五穀、五果、五畜、五菜合而用之，日常膳食如果不注意精與細、乾與稀、葷與素的搭配，忽視食物的性味與所含養分的互補作用，也會影響皮膚的健康狀況。

此外，還應注意食物禁忌。如有食物過敏體質的人應忌吃辛辣、魚、蝦、蟹等，否則會引起蕁麻疹或瘙癢症。

一個良好的飲食習慣，不僅有利於食物在胃中的消化吸收，而且還能控制體重，減少疾病的發生，保持身體的健康。

俗話說：「早餐要吃飽，中餐要吃好，晚餐要吃少。」那些經常不吃早餐的人，不僅精神差，且容易誘發胃病；而那些喜歡宵夜的人，由於吃的東西不能及時消化，而變成脂肪儲存體內，日久變胖，影響美觀。當然，若吃得過飽也不行，過飽加重腸胃負擔，導致消化功能障礙，引起早衰。

其次，應去掉吸煙、飲酒等不良嗜好。吸煙有害健康是人人皆知的。煙中的尼古丁能使中樞神經興奮，使頭腦清醒。但大量的吸入尼古丁，會使記憶力減退，腦老化加快。長期飲酒，其中的酒精含量越高，興奮就會變成抑制，大腦的辨別力、集中力、記憶力會減弱或喪失。當濃度達到百分之〇・四時，會導致中毒，甚至危及生命。

5. 藥物與美容

有些藥物由口服、注射或皮膚黏膜直接用藥等途徑，進入人體後會引起皮膚或黏膜的急性炎症反應，即藥物性皮炎，亦稱藥疹。一些常見的西藥或中藥均可能引起。如磺胺類藥物的過敏反應主要表現為皮疹、藥熱，嚴重者可出現剝脫性皮炎；抗生素類中青黴素的過敏反應率占各種藥物的首位；水楊酸類如阿司匹林會引起皮疹、血管神經性水腫；氯丙嗪亦會引起變態反應，偶爾會出現接觸性皮炎和光敏性皮炎；口服避孕藥會影響體內激素水準，產生黃褐斑等等。

此外，有些藥物的副作用對頭臉部五官也有影響。如鏈黴素具有耳毒性，引起前庭和耳蝸的損害，用量過多會導致耳鳴、耳聾；長期使用四環素會使牙齒變黃並易形成齲齒。

中草藥類：大青葉、板藍根、地龍、穿心蓮、魚腥草、大黃、外用含汞的丹藥等易產生中藥類過敏。

6. 其他因素

(1) 內分泌方面：

粉刺是由於青春期體內性激素分泌的增加，刺激皮脂腺分泌，致皮膚油膩。婦女臉上常見的黃褐斑多由妊娠引起。這是由於體內黃體酮和雌激素增多，促進臉部色素沉著或者由於垂體分泌較多的黑色素刺激而引起。

(2) 精神方面：

首先，要注意勞逸結合，做到不要「太過」或「不及」。《內經》說「生病起於過用」，指出養生大法「飲食有節，起居有常，不妄作勞」。充足的睡眠是最有效的自然美容法，不僅可以使大腦得到充分的休息，精力充沛，而且使皮膚進行正常的新陳代謝，延緩皮膚的衰老。長期熬夜、失眠會使皮膚失去原有光澤，變得晦暗，同時影響內分泌而致黑眼圈、痤瘡的發生。

其次，心理因素也是影響美容的一個重要方面。美應是內在美和外在美的結合體。一個人的心理活動往往與他的社會地位、家庭環境密切相關。情緒的波動會直接或間接的影響神經系統、內分泌系統，從而影響皮膚的生理功能，嚴重時會出現臉色無華憔悴，頭髮枯槁等。

此外，還要正確對待自己的容貌。長相是天生的，誰也無法改變，既然如此，又何必自責與抱怨呢。一個人重要的還是心靈美，良好的心理素質一樣會得到社會的認可和尊重。

(三)外界因素

1.理化因素

前面所提到的由於大量日光照射會導致皮膚早衰、皮膚病或過冷致皮膚凍傷，過熱致皮膚燙傷或燒傷等均屬於物理性因素。若皮膚直接接觸一些化學原料（強酸、強鹼）也會損傷皮膚；接觸染料、油漆、汽油等可引起接觸性皮炎。

另外，還有一種長期作用於皮膚而又不同於一般藥物的化學製劑——化妝品，它之所以受到大多數女性的鍾愛，不僅因為它可以護膚、潔膚，而且它還給那些先天不足的女性重新提供愛美的機會。護膚、潔膚性的霜劑、膏劑大多提取於天然植物中，對皮膚有清潔和滋潤的作用。美容性的化妝品如粉餅、眉筆等，其組成原料不易被皮膚吸收，對人體較安全。但有些廠家為了謀取私利，在化妝品中摻加雜質或加入超標的汞劑及香精，一旦使用會損傷皮膚，引起皮炎或色素沉著。

雖然愛美之心，人人皆有，但還是應該選擇適合自己的化妝品的類型，那些過敏體質或患皮膚病的女士也應該忍痛割愛。不僅如此，還要注意化妝品的保存和使用，過了保質期的化妝品容易變質，應忌用。

2.生物因素

如果皮膚遭到細菌、真菌、病毒的入侵，不僅破壞了皮膚的完整性，影響美觀，而且還會侵入體內，損害臟器。有病毒性皮膚病如熱瘡、蛇竄瘡、疣等；細菌性皮膚病如膿皰瘡、麻風等；真菌侵入人體致手、足癬；還有蟲毒性皮膚病如疥瘡、蟲咬皮炎等。

3.醫源性因素

為保持形體美，許多年輕女孩都想減肥。但整天不進食，靠喝減肥茶來盲目減肥的方法實在不可取。長期惡性循環，體重是減少了許多，但這種「病態美」一定擺脫不了疾病的困擾。最科學和有效的方法是鍛鍊。生命在於運動，堅持鍛鍊，皮膚會加速新陳代謝，排毒養顏，看起來更健康。

隨著人們對美的需求的不斷提高，外科整容術也越來越普及。現在隆鼻、隆胸、雙眼皮、去皺、去眼袋等，只需一個小小的手術即可使年輕的容貌再現。不過手術終歸是人工的，會產生許多副作用，一旦失敗，無疑等於毀容。當然，任何事物都有兩面性。整容對於先天性畸形、外傷性疤痕或疾病所致的容貌缺陷來說確實是最簡單有效的方法之一。

三、美容保健按摩的作用機理

(一)中醫對美容保健按摩的作用機理認識

1.舒經通絡，調和氣血

中醫學認為：人體經絡，內屬臟腑，外絡肢節，溝通內外，聯絡上下，尤如網路一樣，將人體內外組織聯成一個統一整體。經絡又是人體氣血運行之通道，若經絡阻滯，則經氣不通，氣血運行不暢，則人體會發生疾病，損及機體健康。

按摩透過一定手法刺激相應的經絡及腧穴，則可以疏通經絡，調和氣血，活血化瘀生新而治癒疾病，經常作按摩保健，常使經絡暢達，則可健體防病。

2.平衡陰陽，調理臟腑

機體在正常狀況下，陰陽保持相對平衡，臟腑和調，氣血通暢，人則精神健旺，體格充沛，抵抗力強，則不生疾病；若人體起居無常，飲食不節，勞傷過度，外感六淫之邪，內傷七情之因，使「陰陽失調」，「臟腑失和」，人就會產生疾病。保健按摩可以運用各種手法刺激一定的腧穴、經絡來調節陰陽，使陽不外越，神不外馳，陰陽互濟，保持相對平衡。

同時按摩可增強五臟六腑功能，如心悸可按內關；陽虛四肢怕冷，可擦腎俞、命門、擦督脈；經常按摩中脘、氣海、關元、足三里、脾俞、胃俞等穴，可增強腸胃功能及腎和膀胱等臟腑功能，使食慾增加，抵抗力增強，二便通暢，百病不生。

(二)現代醫學對美容保健按摩作用機理的認識

(1)促進血液及淋巴液循環：在按摩手法的刺激下，一部分組織細胞分解，產生組織胺和類組織胺物質，可使血液循環加速，周圍血管擴張，有利於機體各組織營養的輸送及新陳代謝的進行。使皮膚各層組織補充足夠的水分和營養，同時使皮膚鬆軟，毛孔開張，有利於營養滋潤霜之營養成分和水分充分地浸透到皮膚內部。

同時，按摩對淋巴系統同樣可起到促進循環的作用，從而有效地減輕組織水腫，消除腫脹和皮膚鬆弛現象，按摩亦可增強皮膚之彈性，能使皺紋減少或消失，同時，按摩可以使淋巴中的吞噬細胞能力增強，抗體的免疫能力增加，能使皮膚上的瘡癤，局部炎症等加速癒合。

按摩可加快肌肉的血液循環，增加肌肉的營養供應，使肌肉較快消除疲勞。按摩手法還可拉長肌纖維組織，緩解肌肉痙攣。肌肉營養的改善可促使萎縮的肌肉逐漸恢復，對四肢肌肉萎縮，面肌癱瘓，以及因種種原因造成臉部異常而影響美觀的肌肉病變，也有較好的療效。

(2)清除衰老的上皮細胞，促進皮脂腺，汗腺的分泌；按摩可直接清除衰亡的上皮細胞，使加速分裂的細胞能較快地替代老化脫落的角質層細胞，加速皮膚細胞的新陳代謝，同時按摩可改善皮膚呼吸，有利於汗腺和皮脂腺的分泌，增加皮膚的彈性和光澤。對乾燥型皮膚可使其滋潤，增強皮膚的保護功能；對油脂性的皮膚能使毛孔內積存之污垢和廢物能夠及時清除，減少阻塞和感染機會，讓皮膚經常處於健康的生理環境中。

(3)能增強局部組織的耗氧量，加速二氧化碳、氮等廢物的排泄，減少油脂在皮膚內的積累，使皮脂層保持正常厚度，因而可有減肥瘦身作用。

(4)按摩能刺激骨膠原蛋白恢復活力，從而能使已出現之皺紋發生軟化並逐漸消除。

(5)按摩對皮下神經能起到良性刺激，有減輕神經緊張度，緩解肌肉疼痛或緊張，以解除疲勞和精神困乏的作用。

四、美容保健按摩的特點

1. 簡便易行

美容保健按摩具有簡便易行的特點，這是其他美容方法如流行的化妝美容、石膏面膜、蒸汽美容、外科整形美容、針刺美容以及鐳射美容等都不能與之相比的，上述各種美容方法雖然有其自己的優點長處，但都需要一定的設備，需要工具，甚至需要比較複雜的精密儀器，而美容保健按摩主要以術者或自身的雙手按照特定的手法進行合理的操作即可，基本上不需要器械設備和美容設施。

既適合於像賓館、娛樂城、美容院等公共美容場所，也適合於外出旅遊、體育比賽、文藝晚會演出等各行業人員的美容需要，不受空間和時間的限制，人們在活動之餘、就寢前、早晨起床，隨時可根據自身的美容要求進行操作，堅持不懈，即可達到美容的目的。

2.既能美容，又可健身

保健按摩利用一定的手法操作，既可美容，同時又能夠強健身體，預防疾病，這是與其他美容方法相比的一個顯著特點。

平時無病之人，堅持長期美容按摩，可以疏通經絡，調和氣血，增強身體抗邪能力，煥發精神，光復容貌之功。即使有病之人施行美容按摩亦可平衡陰陽、調節臟腑的功能，促進身體逐漸恢復健康的作用。

3.安全、舒適、容易被人接受

美容保健有多種方法如化妝品、藥物、針灸等，但上述這些方法在不同程度上或多或少的都具有一定程度的副作用。在美容健身，防病治病的同時，又會給人們帶來很多明顯或潛在的害處。

如化妝品選擇不當，由於對皮膚刺激過強，或出現過敏，既達不到美容、健身效果，又使皮膚遭受損害，藥物均具有一定的毒副作用，長期服用可造成肝、腎、心臟的損害，針灸有時會帶來扎針之疼痛，都會使人感到某種不適，唯有按摩是一種對身體百益無一害的安全、舒適療法，既無藥苦難咽之弊，又無針刺之疼痛，容易被人接受，因此許多國外來賓，在飽覽了中國秀麗的風景名勝之後，都願享受一番獨具特色、安全、舒適的正宗按摩，不然則會感到遺憾。

4. 經濟實用

對於我國一般的工薪階層來講，經常到價格較貴的美容院、鐳射室去進行美容，並不是一件很現實的事。美容保健按摩則不受任何醫療設備條件和美容設施的限制，僅僅透過特定手法操作於體表的刺激作用，就能調整人體生理病理作用狀態達到美容健身效果。若進行自我美容保健按摩，更是極其方便，隨時隨地均可進行。因而既適合於經濟條件較好的人們，也適合於一般工薪階層的人。

5. 療效確切，副作用小

隨著人們生活水準的不斷提高，人們對美的追求越來越強烈，各種美容保健方法也開始盛行。然而在種種的美容方法中，有成功者，但也不乏失敗者，其中原因多種多樣，副作用較大，是其中一個顯著的原因。

如有些人為了祛除黃褐斑或雀斑，購買了偽劣化妝品，不但黃褐斑、雀斑沒有治好，反而使臉部出現了難以平復的疤痕。亦有人覺得單眼皮不好看，偏要動手術去做雙眼皮，誰知卻成了金魚眼，真是弄巧成拙。

美容保健按摩適應範圍較廣，副作用少，療效確切，適應於某些藥物美容保健無效或效果不明顯，且副作用大的病症，以及一些不宜作美容手術的人們，這是因為美容保健按摩對人體生理機能無干擾破壞作用，它僅僅是由手法的按摩刺激，透過機體的組織器官，神經、體液的作用，來改善血液循環，促進人體新陳代謝，加速代謝產物和有毒物質的排除，能延緩和防止面部皺紋、線條和其他老化症候的形成。因此，美容保健按摩的效果往往比其他美容方法安全可靠，作用持久，既可免除藥物手術之苦，也不會出現副作用，是值得大力推廣的一種美容健身方法。

五、臉部美容保健按摩的要求

(1)按摩手法要輕柔、準確，讓受術者產生舒服感，特別在拍打和敲擊時，一定注意用力均勻、柔和，以免受術者產生頭暈。

⑵儘量要針對性按摩，如受術者是近視眼，可在翳明、翳風等穴多按摩，黃褐斑應在斑塊局部多用按摩手法操作。

⑶臉部美容保健按摩可與頭髮乾洗相結合，與臉部護理相結合，做完臉部美容後可接著做頸部、肩部按摩。

⑷臉部美容保健按摩必須使用一些非常有效的按摩乳霜，以刺激皮膚的基底層，營養潤滑臉部皮膚。

⑸臉部按摩應先在皮膚淺層快速進行有刺激性的輕按摩之後，再作臉部捏揉按摩，這樣可使皮膚組織微微充血，改善臉部皮膚的血液循環，排除有害皮膚健康的毒素。

⑹對臉部皮膚皺紋按摩必須順著皺紋的方向使力，沿著皺紋的痕跡慢慢做輕柔、畫圓圈式按摩，不可嘗試去拉平皺紋而在皺紋的垂直方向上用力，以免因皺紋下方肌肉收縮而加深皺紋的深度。

⑺臉部保健按摩在操作中，受術者應輕閉眼睛，這樣才會放鬆和找到感覺。

⑻按摩時間以二十～三十分鐘為佳，要使受術者頭臉部產生發熱感覺，在相應

穴位上反覆按摩，但手法一定要輕柔。

六、臉部美容保健按摩的適應範圍

美容保健按摩的適應範圍比較廣泛，現已受到國內外美容專家和醫學界的重視，美容保健按摩若能長期堅持，一般均能獲得滿意效果，是化妝品和其他醫療方法所不能替代的，其適應範圍如下。

(1)預防和治療臉部及頸部皺紋如：前額抬頭紋、魚尾紋、鼻旁皺紋、上唇周圍皺紋等。

(2)防止臉頰肌肉鬆弛。

(3)預防和治療白髮、脫髮及頭髮乾枯。

(4)可消除一些臉部因不良習慣造成的畸形。

(5)防治肥胖症。

(6)可治療臉部疾病如：黃褐斑、雀斑、臉癱、近視眼、眼瞼下垂、痤瘡等。

(7)減輕臉部整容術的後遺症。

(8)治療臉部肌肉萎縮。
(9)消除或減輕皮膚鬆弛，彈性減弱。
(10)消除臉部疲勞。
(11)預防和減少臉部皮膚粗糙、黃枯、無光澤。

七、臉部美容保健按摩的禁忌證及注意事項

(一)美容保健按摩禁忌證

(1)有傳染性皮膚病、按摩部位皮膚破損、潰爛或有繼發感染者。
(2)有嚴重心、肝、腎病變者，如嚴重高血壓性心臟病、肝硬化、心肌梗塞等。
(3)按摩部位有骨折或脫位者，以整復手法為主。
(4)有出血傾向的患者，如血友病、出血性紫癜等。
(5)精神病患者。
(6)極度虛弱的病人。

(7)過饑、過飽及劇烈運動後均忌按摩。

(二)美容保健按摩的注意事項

(1)熱誠接待患者，詳細診察病情。室內光線充足，空氣新鮮，溫度適宜（保持在二十～二十四度），按摩床整潔堅固。

(2)術者應勤剪指甲，祛除手上所帶裝飾品（如戒指等）以免損傷皮膚。操作時，手應保持清潔與溫暖（尤其在臉部、眼部等部位操作時），以免接觸皮膚時引起肌肉緊張和不良反應，影響效果。天冷時，在施術前，先用溫熱水泡手。

(3)施術時可把患者安置於舒適的便於操作的體位上，採用坐位或臥位，能使肌肉儘量放鬆，便於操作的進行。

(4)按摩一般應在飯後半小時進行，腹部按摩須一小時後進行。

(5)在按摩過程中，術者要和藹莊重，體貼病人，使患者免除恐懼心理。要聚精會神，觀察病人表情，不斷詢問患者的感覺，輕重快慢是否適應患者需要。這樣既可掌握按摩的效果，又可保證患者施術的安全。切忌粗心大意，舉動輕浮，引起患者的精神緊張和厭惡情緒，造成工作上的困難，影響治療效果。

(6)術者應隨時注意自己的手法、功力及動作和體位，調順呼吸，平心靜氣，仔細認真地做好每一個手法和動作，根據病人的體質、年齡、疾病等情況，採用不同的手法和用力程度。

若用力太大，易造成肌膚不應有的損傷，用力太小則起不到應有的刺激作用。一般應以先輕後重，再轉輕，以患者局部有酸、脹感為宜。

(7)為了提高美容健身按摩的技巧，術者對技術應精益求精，勤學苦練。練習的次數由少升多，時間由短到長，逐漸增加，循序漸進。

(8)美容健身按摩是一種良性的物理性刺激，絕大多數患者在按摩後都會感到全身輕鬆，神清氣爽，其症狀及疼痛不適之處會明顯減輕。但也有少數病人在按摩後出現心跳加快，臉色潮紅，興奮不已，或出現乏力，疲勞，甚至疼痛，尤其是女性患者多見，這是因為在按摩過程中雖然患者本身沒有做大運動量的活動，而實際上手法刺激穴位後，由經絡的傳導，使患者身體內部產生一系列生理、病理性反應，所以按摩對於患者來說，是一種運動量不小的被動運動。

此外，每個人的體質不同，其適應能力和反應均有差異。另外與術者手法熟練程度，刺激量大小和操作時間長短有密切關係。

上述反應均屬正常的生理保護性反應，也是按摩後機體內產生的效應，經過短時間的自身調節，即可自行消失，術者應向患者耐心予以解釋，並告訴患者按摩後可能出現的一些反應。若發現患者有明顯反應，並有逐漸加重的趨勢，應中斷治療。

(9)美容健身按摩必須持之以恆，若虎頭蛇尾，是不會收到好效果的。

(10)美容健身按摩要做到有系統，有一定程式，讓每一位患者都能體會到提供了最好的按摩服務，同時要善意友好地解答患者提出的按摩方面的有關問題。

頭臉部美容保健按摩常用方法

一、按摩的手法

按摩手法是指術者用雙手或肢體其他部位或借助於器械，按照特定的技巧動作在體表進行各種不同操作的方法。手法可以用手、足、肘、膝等部位操作，但以用手為最多，故稱手法。手法的操作要有一定的動作形式、規範、幅度和頻率，手法作用的時間和方向，作用力的大小都有一定的要求。

形式規範的手法是按摩醫學用來防治疾病、強身健體、延年益壽的主要手段，實踐中手法的熟練程度和運用妥當與否，是取得效果的關鍵所在。

按摩療法起源於手法，是從早期人類的千百次隨意活動或本能的動作中逐漸認識、總結出來的。早在類人猿時期，為了生存，要同惡劣的自然環境、野獸和疾病作抗爭，在肢體遭受碰撞、損傷或生病出現痛楚時，人們便本能地用手去撫摩、按壓或敲擊疼痛部位。

多次實踐後，發現經過撫摩，按壓部位的疼痛會減輕，人體頓覺輕快、舒服，這樣經過漫長的生活實踐，由不斷的認識、總結、再認識、再總結提高的基礎上，最後逐漸形成了以簡單手法為主要手段用以防治疾病，健身的最古老的按摩療法。可見，手法在按摩醫學中所處地位的重要性。

二、手法的要求

大量按摩實踐和經絡研究成果表明，人體經絡、腧穴只有在接受到有力持續的，具有一定深度功力的刺激作用後，尚能發揮出經絡、腧穴所獨具的雙向調節作用。這種「雙向調節作用」的最明顯的特徵是當人體無論處於何種狀態，受到刺激的經絡、腧穴部能夠向有利於人體的方向進行調節。長期的按摩實踐，對按摩手法可以用十個字予以概括：持久、有力、均勻、柔和和深透。

持久，是指在進行按摩養生保健時，手法在操作過程中能持續運用一定時間，保持動作的連貫性，動作不變形，不間斷，始終保持一定的力度，才能使手法對經絡良性刺激逐漸達到使經絡發揮調節作用的量；

有力，是指手法在操作時必須具備一定的力量，力量大小取決於受術者體質強弱，人體胖瘦，人體部位深淺，疾病種類差異，以及老幼之別，力量過大或過小都是不適宜的；

均勻，是指手法在操作時，動作要保持有節律性，保持一定的動作幅度和一定的運動速度，手法的力量也要均勻一致，切不可忽快忽慢；

柔和，要求手法不可生硬粗暴，不能施用蠻力，用力要緩和、靈活，手法相互變換時要自然協調，要做到「輕而不浮，重而不滯」；深透是指手法的刺激雖然作用於體表，但功力可達深部肌肉，韌帶、關節、並可達內臟。

手法要達到上述要求，必須要經過刻苦的訓練，以及堅持不懈的操作實踐，才能由生變熟，熟能生巧，達到手隨心轉，運用自如境界。

三、常用的基本手法

按摩的手法很多，名稱亦不統一，手法分類也各不相同，長期以來，雖經努力對按摩手法進行過多方面整理和研究，也取得了一定的進展和成果，然而就目前來講，由於按摩發展歷史原因，手法之多，門派之廣，對手法分類實難統一，就其實用性可一般掌握常用的二十～三十種手法即可滿足需要，現分述如下。

(一)按　法

以指、掌或肘等著力於一定的部位或穴位上，逐漸向下用力按壓，按而留之的一種手法稱按法，按法可分為指按法、掌按法和肘按法。（圖3—1、圖3—2、圖3—3）

按法是較原始的手法之一，它具有舒筋通絡，解痙止痛，放鬆肌肉，滑利關節，矯正畸形，開通閉塞，散寒祛邪，保健美容的作用。指按法接觸面積小，刺激強弱容易控制調節，對全身各個部位的經絡穴位均可應用。掌按法接觸面積較大，主要適用

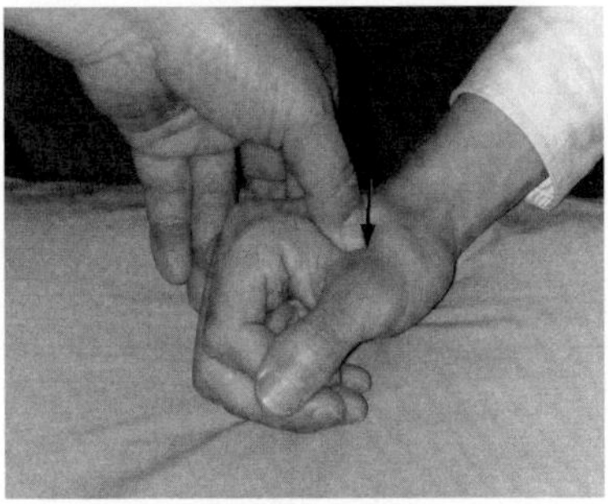
圖 3–1

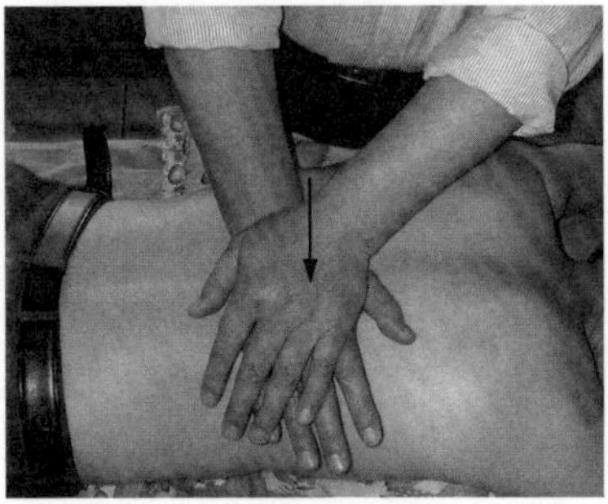
圖 3–2

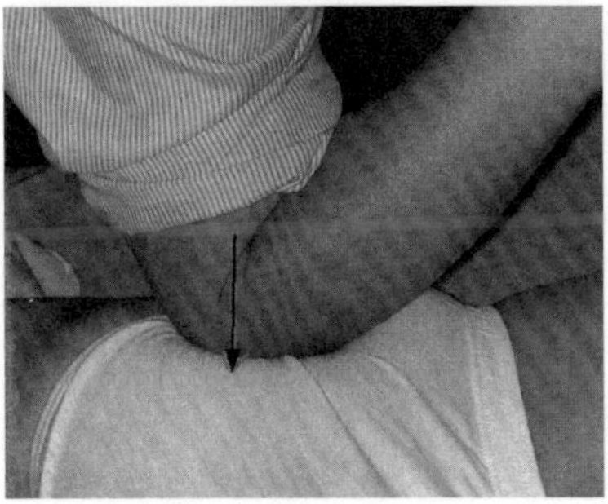
圖 3–3

於肩背、腰臂、胸腹及下肢膝關節以上前後部位。肘按法刺激量較大，多用於肌肉豐厚部位以及腰臂及大腿部，實際應用是根據防治疾病的種類不同，以及養生保健所選用的部位和穴位不同，而產生的具體作用也各異。

(二)摩　法

用手掌掌面或食、中、無名指指腹，附著於一定部位上，以腕部連同前臂，作有節律的環旋運動的一種手法。用掌面著力稱掌摩法，用指腹著力稱指摩法。（圖3－4、圖3－5）

摩法在具體操作時只在局部體表作環形運動而不帶動該處的皮下組織，摩法刺激輕柔、緩和，具有健脾和中，寬胸理氣，增進食慾，行氣活血，消腫止痛，消積導滯，調節胃腸功能紊亂等功效。常用於胸腹、脇肋部位，應用於脾胃虛弱，不思飲食，腹脹、腹泄、便秘等胃腸疾病，

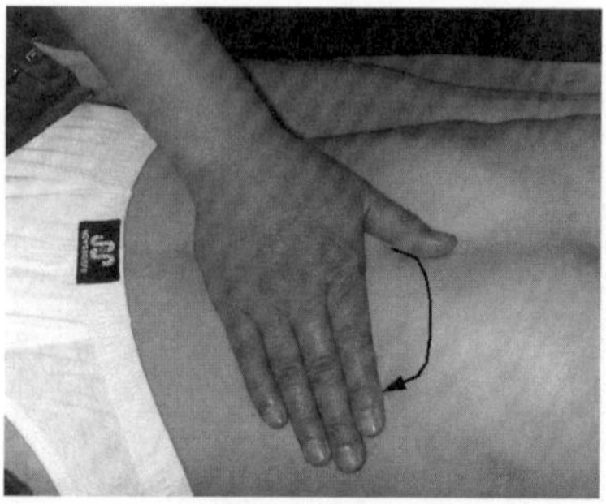

圖 3-4

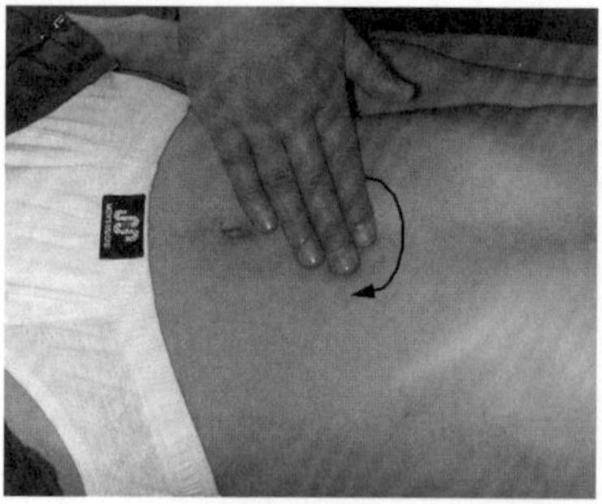

圖 3-5

尤其對養生保健方面應用較多。

摩法在小兒保健應用上尤為重要，小兒常摩腹，配合推脾土、捏脊、揉足三里，可令小兒脾胃健旺，氣血充足，百病不生。摩法也常應用於美容。

㈢推　法

用指、掌、肘部著力於一定部位上作單方向移動的手法稱推法，用指、掌、肘分別操作稱為指推法、掌推法和肘推法。（圖3—6、圖3—7、圖3—8）

指推法適應於全身各部位，常用於四肢，肩背及胸腹部，具有舒筋通絡，消瘀

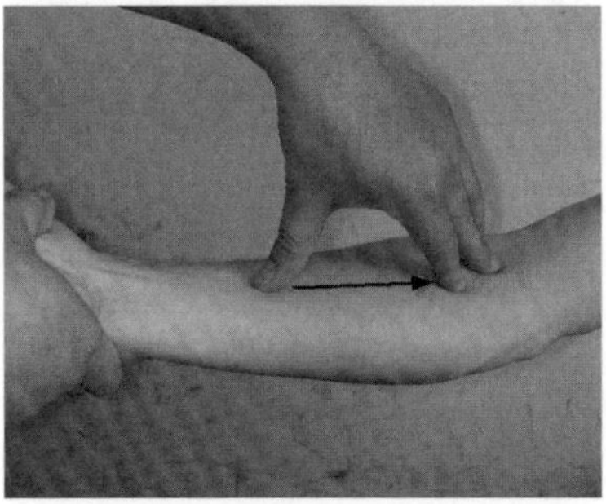

圖 3-6

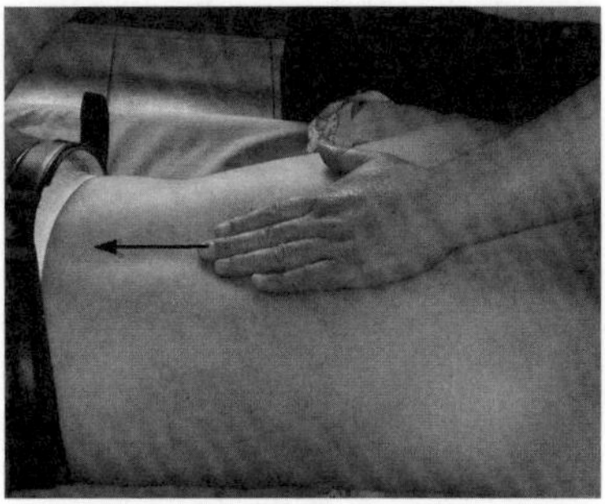

圖 3-7

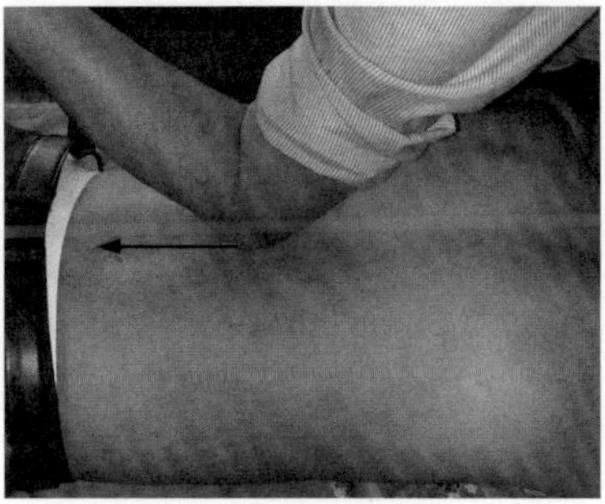

圖 3-8

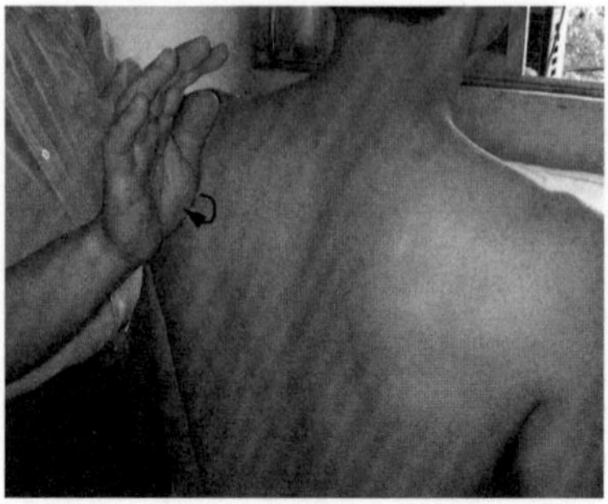
圖 3-9

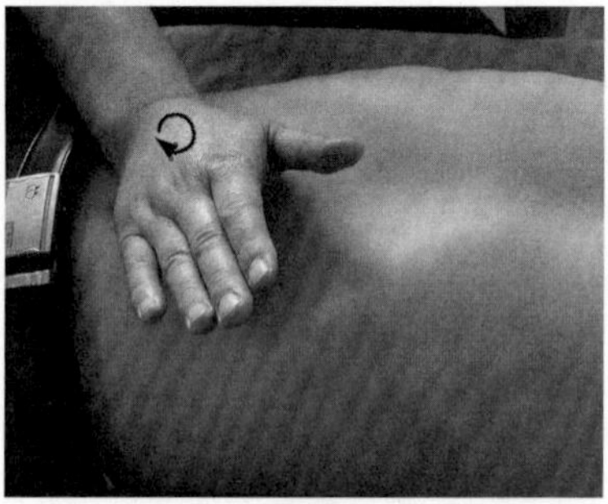
圖 3-10

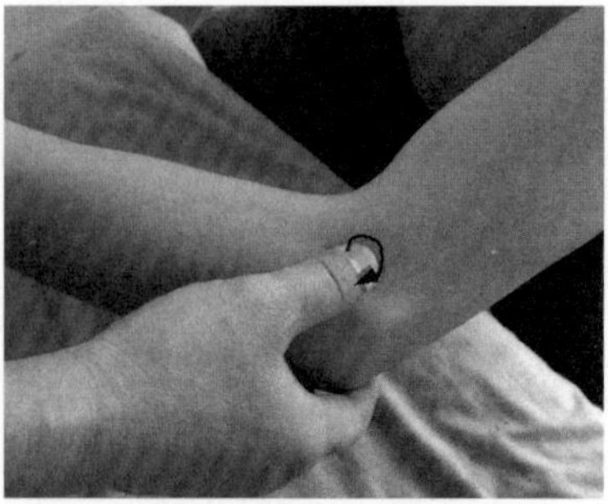
圖 3-11

散結，促進氣血運行等作用；掌推法常用於胸腹部，腰背部及下肢部，具有行氣活血，緩解肌肉痙攣等作用；肘推法力量較強，刺激量較大，常用於腰背、脊柱、大腿肌肉豐厚的部位，具有平衡陰陽，調和氣血，調節臟腑功能，緩解肌肉痙攣等作用。

(四)揉　法

用手掌大魚際、掌根部或手指指腹吸定於一定部位或穴位上，腕關節放鬆，前臂做主動擺動，帶動腕關節及掌指作輕柔緩和擺動或環旋運動，並帶動該處的皮下組織，用大魚際、掌根或拇、食、中指指腹著力分別稱大魚際揉法和指揉法。（圖

3－9、圖3－10、圖3－11）

本法輕柔緩和，刺激量小，適用於全身各部，具有寬胸理氣，健脾和胃，增進食慾，消積導滯，消腫止痛等作用。揉法可以防治脘腹疼痛，胸悶脇脹，食慾不振，脾胃虛弱，腹脹，以及外傷所致紅腫疼痛，同時揉法也是保健按摩的常用手法，常與按法、抹法等配合使用，可防治視物過久眼睛疲勞，視物模糊，預防耳廓凍傷，預防耳聾，臉部美容等。

(五) 抹　法

用單手或雙手的拇指羅紋面緊貼皮膚，作上下或左右直線或弧線往返移動的手法稱抹法。（圖3－12）

抹法主要適合於頭臉部。它是美容按摩中最常用的手法，具有開竅鎮靜、醒腦明目、擴張皮膚血管、活血潤膚、防止皮膚衰老、消除臉部皺紋（主要是額紋和魚尾紋），同時亦可防治頭暈、頭痛、失眠等病症，在具體運用抹法時，用力要均勻，移動要緩，做到輕而不

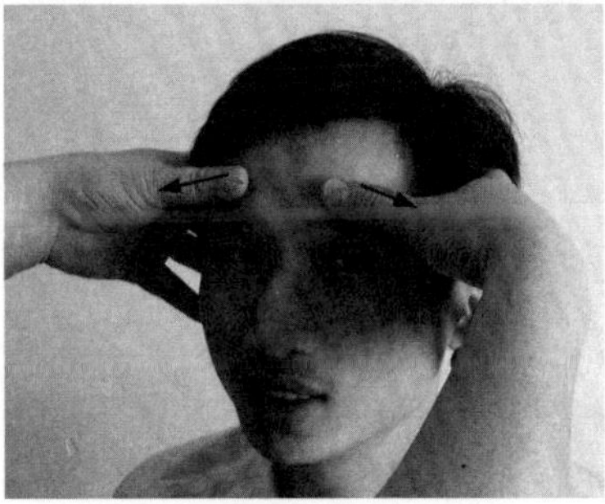

圖 3–12

浮，重而不滯，以防推破皮膚。

(六)拿　法

用拇指和食、中兩指或用大拇指和其餘四指作對稱用力，提拿一定的部位或穴位，進行一緊一鬆的拿捏動作稱拿法。（圖3－13）

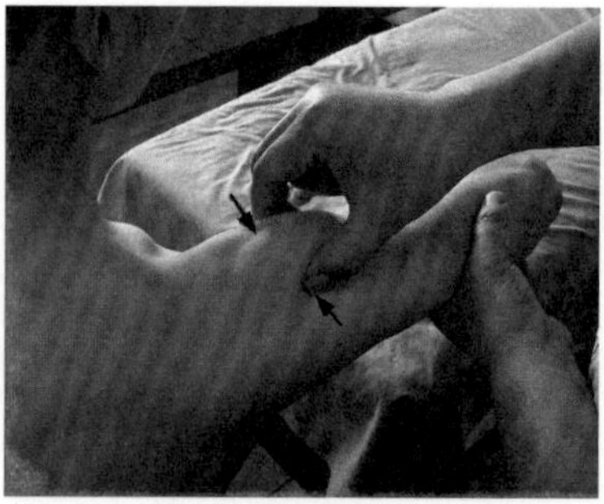

圖3-13

拿法屬於手法中刺激強度較大的手法，在實際應用時，一般多主張施術時間宜短，次數宜少為宜。拿法常配合其他手法用於頸項、肩膀部及四肢等部位。具有舒筋通絡、開竅止痛、行氣活血、祛風散寒、解除痙攣、解除疲勞等作用，用於防治頭痛、項強、肩周炎、軟組織損傷、胃痛等病症，亦可用於抗衰老，臉部皮膚乾燥等。在具體操作時用力要由輕到重，再由重到輕，不可突然施力，或施蠻力，動作要緩和而有連貫性。

(七)分推法

用雙手拇指的羅紋面或掌面，自穴中間向兩旁作分向推動的手法稱分推法。

（圖3－14）

分推法多用於小兒推拿，在陰陽穴上應用，稱為分陰陽如分額陰陽，分腕陰陽，分腹陰陽等，可平衡陰陽，調和氣血之功，可美容、消除皺紋、保健臉部皮膚、肌肉，治療頭痛、目赤痛、腹脹、泄瀉、厭食、便秘等病症。分推法亦可用於成人的疾病治療，如腹脹、腹痛等。

(八)點　法

術者用指端或屈指骨突起部，著力於施術部位或穴位上按之壓之的手法，稱點法。（圖3－15）

由於本法刺激強，著力點小，用力集中，其操作也較按法省力，故適用於全身各部位或穴位，具有通經活絡、開通閉塞、調節臟腑、消腫止痛之功能，可治療頭痛、牙痛、手足麻木、腰背部疼痛等症，操作時要注意

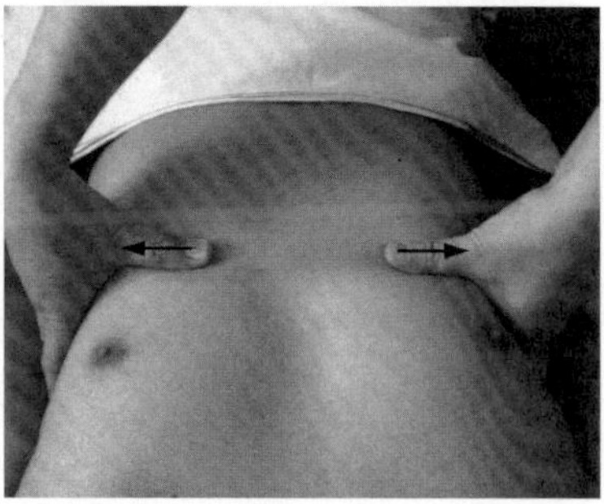

圖 3–14

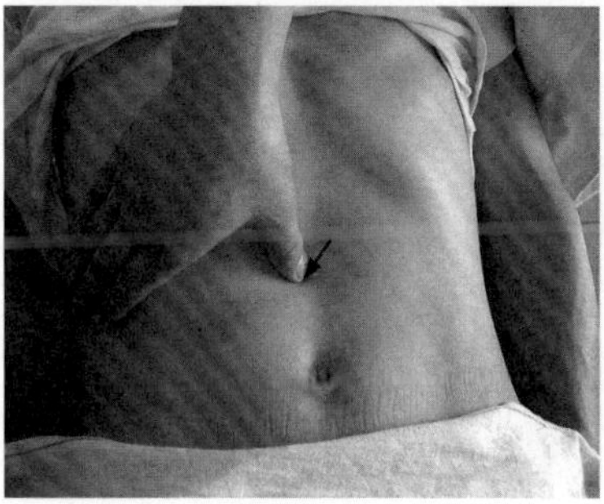

圖 3–15

用力由輕到重，平穩而持續，力量要逐漸增加，不可在手法操作結束時，突然鬆手。

(九)搓　法

用雙手掌面夾住肢體一定部位，相對用力，作快速搓揉，同時作上下往返移動的手法稱搓法。（圖3－16）

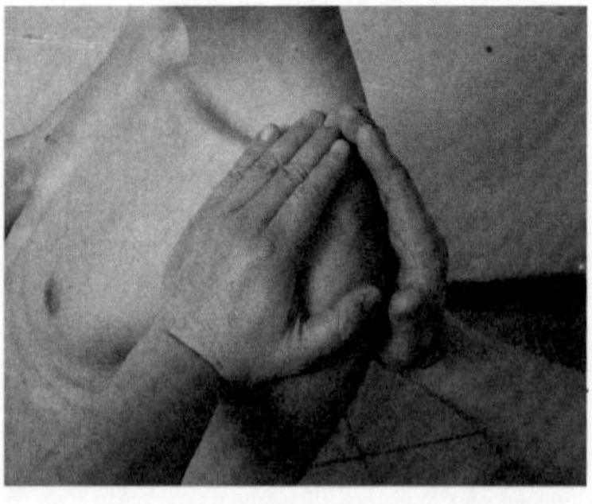

圖 3–16

搓法是一種較溫和舒適的手法，搓法常用於腰背、胸脇及四肢部，尤其上肢最為常用，搓法具有舒筋通絡，調和氣血，寬胸理氣，疏肝解鬱，放鬆肌肉和關節及消除疲勞的作用。

在具體應用搓法時，應注意兩手用力要對稱，搓動要快，移動要慢。

(十)捫　法

術者將兩手掌相互摩擦，待手掌發熱後，迅即將掌放在一定部位或穴位上，使熱向機體內深透的手法，稱捫法。（圖略）

揑法屬溫性手法，具有溫通氣血，緩急止痛的功效，多適用於脘腹臍部，治療胃脘及腹部疼痛、腹瀉、腸鳴、消化系統疾病。

(十一)招　法

用拇、食或中指的指甲重掐穴位，而不刺破皮膚的手法，稱掐法。(圖略)

本法為重刺激手法，在穴位上應用，以手代針，多用於急救，具有開竅醒神，回陽救道，溫通經絡，鎮驚止抽之功效。

(十二)搖　法

用一手握住關節近端肢體，另一手握住關節遠端肢體，使關節作被動緩和的環旋活動的一種手法，稱搖法。搖法運用於不同的關節部位稱各個關節的搖法，如頸項部搖法；肩關節搖法；髖關節搖法；踝關節搖法。(圖3—17)

搖法是較常用的被動活動關節的手法，對肢體關節

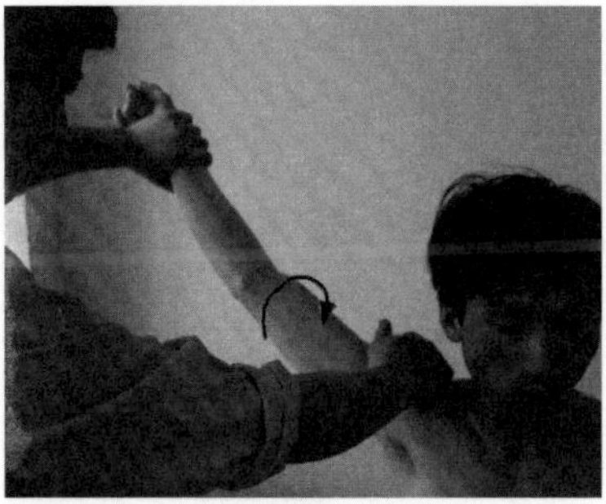

圖 3-17

功能的增強與恢復，效果明顯，搖法具有明顯的放鬆肌肉、鬆解黏連、滑利關節、緩解痙攣的作用。

搖法可用於肢體許多關節，可以防治頸椎病、肩周炎、損傷所致關節強硬及屈伸不利，正確合理地應用搖法於關節，可以增強關節活動的功能，本法在具體應用上必須視被搖關節活動範圍大小，搖動幅度由小到大，逐漸增加。

(十三)叩　法

用小指尺側輕擊體表的一定部位的手法稱叩法。

叩法具有疏經通絡，消除疲勞，振奮精神的作用。適應於肩背腰臀及四肢等部位治療腰背部及四肢肌肉酸痛麻木，知覺減退等疾病，亦作為消除疲勞之休閒按摩主要手法之一。（圖3－18）

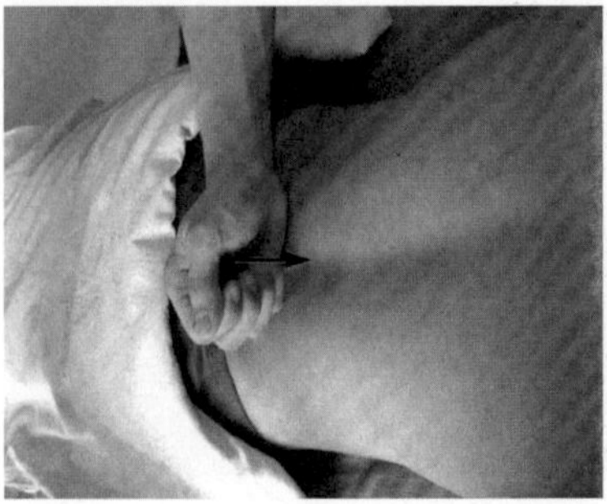

圖 3-18

（十四）拍　法

將五指併攏，手掌微屈，用虛掌有節奏地拍打肢體一定部位稱拍法。（圖3—19）

拍法在保健按摩中應用比較多，其主要作用是舒筋通絡，緩解痙攣，放鬆肌肉，疏通氣血，消除疲勞，拍法可用於肩背、腰臀及四肢等部位，可防治肌肉麻木，肌肉萎縮，軟組織痙攣，急慢性腰痛等病症。

（十五）撚　法

用拇指食指指面捏位一定部位，相對用力作快速靈活的搓揉動作的手法，稱撚法。（圖3—20）

撚法是一種精細的動作手法，主要適用於四肢小關節，在按摩健身中運用較多，具有理筋通絡，滑利關節，疏通狹窄的作用，常配合揉法，拔伸法等其他手法

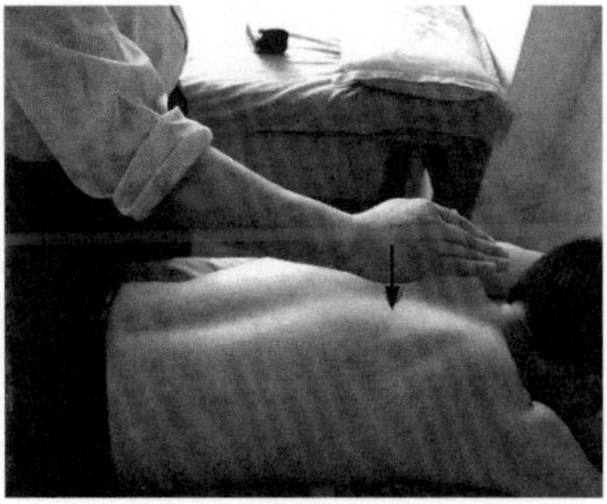

圖 3-19

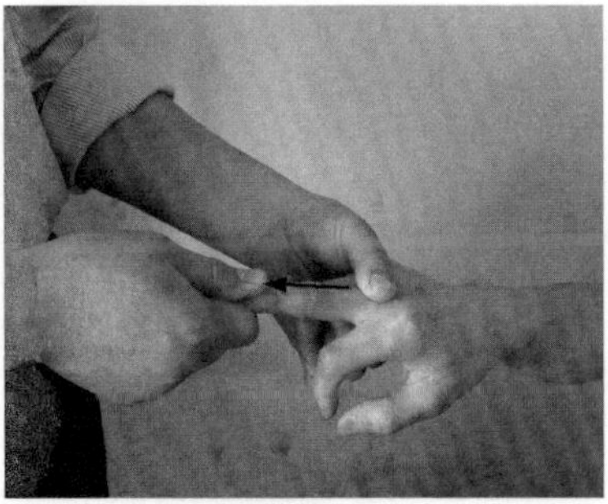

圖 3-20

防治指（趾）間關節疼痛，腫脹，屈伸不利等症。

（十六）掃散法

用拇指橈側面，在頭顳部作較快速向耳後單向推動的手法，稱掃散法。

掃散法具有平肝潛陽，祛風散寒，醒腦安神之功效，適用於頭顳部，常與其他手法配合治療頭痛、失眠、感冒、高血壓等病症。（圖3－21）

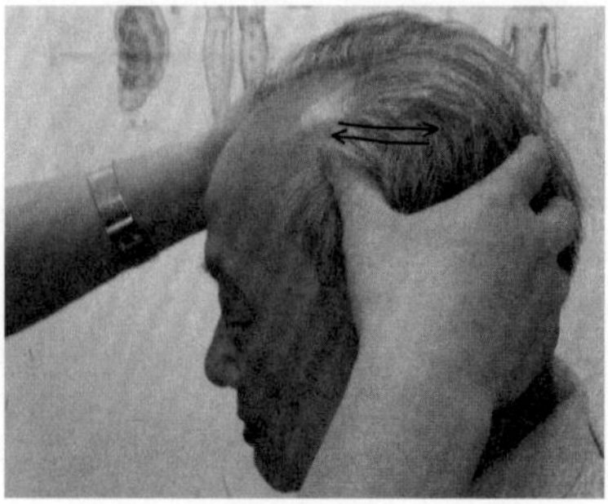

圖 3-21

（十七）撫　法

用手掌或指腹著力於施治部位，輕輕作往返撫摩運動的手法，稱撫法。

撫法動作輕柔，刺激量輕微，多用於胸脇、顏面及腹部，具有調和營衛，寬胸理氣，鎮靜安神，消腫止痛之作用，治療胸脇疼痛，失眠，神經衰弱及腹脹痛等病症。

（十八）梳　法

手掌稍彎曲，五指自然分開形成梳子狀，然後用手指做梳理動作，可單手操作，亦可雙手交替操作，形如梳頭，故稱梳法。（圖3—22）

梳法又稱疏法，主要用於頭部及胸脇部位，有安神健腦，調和氣血，疏肝理氣等作用，可防治神經衰弱所致的失眠健忘，肝氣不舒所致胸脇脹痛，亦可護髮美顏，青春永駐。

（十九）彈　法

用手指彈打治療部位或穴位的手法稱彈法。

彈法具有舒筋通絡，活血止痛，鬆解黏連，調和氣血之功效。適用於全身各部位與穴位，以及關節、頭部最為常用，治療頭痛，關節酸痛，局部黏連，伸屈不利等病症，操作時彈打力量不可過重，動作要輕巧而靈活。

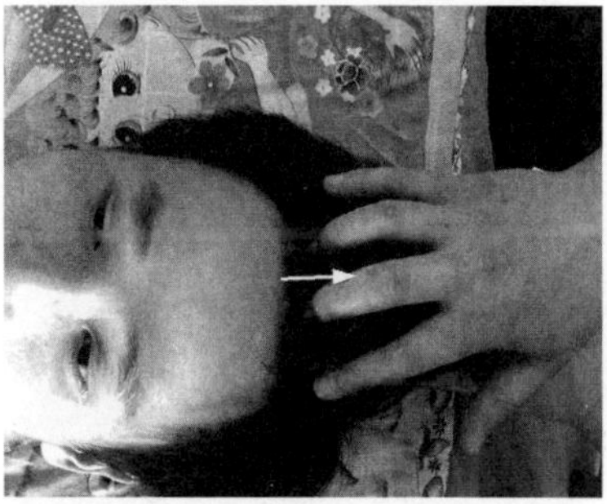

圖3-22

(二十)運　法

以拇指羅紋面或食、中指的羅紋面在小兒體表作環形或弧形移動，稱運法。(圖3—23)

運法是小兒常用的手法之一，運法主要用在小兒的某些特定穴位上，如運八卦、運土入水等，可以作為小兒治療疾病和保健的常用手法。

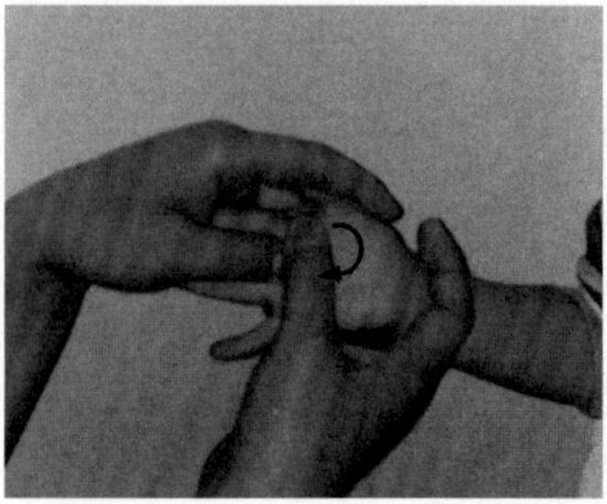

圖3-23

頭臉部美容保健按摩常用腧穴

一、腧穴的定義

腧穴又稱穴位，是人體臟腑經絡氣血輸注於體表的特定部位。腧有轉輸的含義，穴即孔隙的意思，穴位與經絡緊密相連。經絡是人體氣血運行的通路，與臟腑相連屬。這樣就形成了穴位——經絡——臟腑緊密相聯的不可分割的關係。

腧穴是按摩的施術部位，要正確運用按摩美容保健防病治病，就要掌握臉部常用腧穴的位置，主治與作用。

腧穴一般為經穴，經外奇穴及阿是穴之類。

經穴是分佈十四經上的腧穴。

經外奇穴是指既有一定穴名，又有明確的位置，但尚未列入十四經系統的腧穴。

阿是穴即是機體上出現的壓痛點或反應點，無固定位置，也無具體名稱，故又稱為壓痛點，天應穴，不定穴。

二、腧穴的定位方法

取穴位置是否正確與治療的效果好壞有密切的關係。為了定位腧穴，必須掌握定位方法。

(一)骨度分寸法

《靈樞・骨度》記述了人體各部的骨骼尺寸，以後各篇所載的尺寸經後人補充修改，被用作定取腧穴的折算長度，不論男女，老少、高矮，胖瘦均可按這一標準測量。

臨床常按取穴部位骨度的全長，用手指劃分為若干等分，稱作「指測等分定位法」。如取間使穴，可將腕橫紋至肘橫紋的十二寸劃分為兩個等分，再將近腕的一等分又劃分為兩個等分，這樣，腕上三寸間使穴便可迅速而準確地定位。

(一)體表標準法

根據人體自然標誌而定取穴位的方法稱「自然標誌定位法」。人體自然標誌有兩種，一種是不受人體活動影響而固定不移的標誌，如五官、指(趾)甲、乳頭、肚臍等，稱作「固定標誌」；一種是需要採取相應的動作姿勢才會出現的標誌，包括皮膚的皺襞，肌肉部的凹陷，肌腱的顯露以及某些關節間隙等，稱作「活動標誌」。自然標誌定位法是臨床常用的取穴方法，如兩乳中間取膻中，握拳在掌後橫紋頭取後谿等。

(二)手指比量法

以患者的手指為標準來定取穴位的方法稱為「手指同身寸取穴法」。因各大手指的長度和寬度與其他部位有著一定的比例，所以，可用患者本人的手指來測量定穴，醫者或者根據病人高矮胖瘦作出伸縮，也可用自己的手指來測定穴位。

本法種類很多，各有一定適應範圍。

(1)中指同身寸，是以患者中指中節屈曲時內側兩端紋頭間作為一寸，可用於四肢部取穴的直寸和背部取穴的橫寸。

(2)拇指同身寸，是以患者拇指指間關節的橫度作為一寸，亦適用於四肢部的直寸取穴。

(3)橫指同身寸：又名「一夫法」，是令患者將食指、中指、無名指和小指併攏，以中指中節橫紋處為準，四肢橫量作為三寸。

(四)簡便取穴法

簡便取穴法是臨床一種簡便易行的方法。如垂手中指端取風市，兩手虎口自然平直交叉，在食指端到達處取列缺等。

三、常用腧穴

1.印　堂

(1)位置：在兩眉間宛中。

(2)主治：頭痛、鼻炎、失眠、目赤腫痛，重舌。

(3)手法：抹，一指禪推、按、揉。

2. 上　星

(1)位置：在顱上，直鼻中央，入髮際一寸陷者中。

(2)主治：頭痛、眩暈、目赤腫痛、面赤腫、鼻淵。

(3)手法：按、揉、一指禪推法。

3. 頭　維

(1)位置：額角髮際直上〇·五寸。

(2)主治：頭痛、眼痛、目眩、視物不明。

(3)手法：抹、按、揉、掃散法。

4. 太　陽

(1)位置：眉梢與目外眥之間向後約一寸處凹陷中。

(2)主治：偏正頭痛、目赤腫痛、口眼喎斜。

(3)手法：按、揉、抹、一指禪推。

5. 率　谷

(1)位置：在耳上入髮際一寸五分。

(2)主治：頭痛、眩暈、嘔吐、小兒驚風。
(3)手法：按、揉、推。

6.角　孫

(1)位置：在耳廓中間，開口有孔。
(2)主治：耳部腫痛，目赤腫痛、齒痛、頭痛。
(3)手法：按、揉、推。

7.百　會

(1)位置：後髮際正中直上七寸。
(2)主治：頭痛、頭暈、昏厥、高血壓、脫肛。
(3)手法：按、揉、一指禪推。

8.攢　竹

(1)位置：眉頭凹陷中。
(2)主治：頭痛、失眠、眉棱骨痛、目赤痛。
(3)手法：一指禪推、按、揉。

9.魚　腰

(1)位置：眉毛的中點。
(2)主治：眉棱骨痛、目赤腫痛、眼瞼瞤動。
(3)手法：抹、一指禪推、按。

10.瞳子髎

(1)位置：在目外去眥五分。
(2)主治：頭痛、目赤、目痛、遠視不明、內障。
(3)手法：按、揉。

11.絲竹空

(1)位置：在眉後陷者中。
(2)主治：頭痛、目眩、目赤痛、齒痛、癲癇。
(3)手法：抹、按、揉。

12.睛　明

(1)位置：在目內眥外一分。
(2)主治：目赤腫痛、憎寒頭痛、目眩、近視。
(3)手法：一指禪推、按。

13. **四　白**

(1)位置：目正視，瞳孔直下，當眶下孔凹陷中。

(2)主治：口眼歪斜、目赤痛癢、頭面疼痛。

(3)手法：按、揉、一指禪推。

14. **承　泣**

(1)位置：在目下七分，直目瞳子。

(2)主治：眼瞼瞤動，目赤腫痛，夜盲，口眼歪斜，迎風流淚。

(3)手法：按、揉。

15. **聽　宮**

(1)位置：在耳中珠子大，明如小紅豆。

(2)主治：耳聾、耳鳴、聤耳、失音、癲癇。

(3)手法：按、揉。

16. **聽　會**

(1)位置：在耳前陷者中，張口得之，動脈應手。

(2)主治：耳鳴、耳聾、齒痛、下頜脫臼、臉痛。

(3)手法：按、揉。

17.下　關

(1)位置：在客主人下，耳前動脈下空下廉，合口有空，張口即閉。

(2)主治：齒痛、面疼、耳聾、口眼歪斜、眩暈。

(3)手法：一指禪推，按、揉。

18.頰　車

(1)位置：在耳下面頰端陷者中，開口有孔。

(2)主治：口眼歪斜，頰腫、齒痛、失音。

(3)手法：一指禪推、按、揉。

19.地　倉

(1)位置：口角旁〇・四寸。

(2)唇緩不收，眼瞼瞤動，口角喎斜，流涎、齒痛頰腫。

(3)手法：一指禪推、按、揉。

20.人　中

(1)位置：人中溝正中線上三分之一與下三分之二交界處。

(2)主治：驚風、口眼歪斜，牙關緊閉，鼻塞。

(3)手法：掐。

21.承　漿

(1)位置：頦唇溝的中點。

(2)主治：口眼歪斜、牙痛、口舌生瘡、癲癇。

(3)手法：按、揉、掐。

22.翳　風

(1)位置：在耳後陷者中，按之引耳中。

(2)主治：耳鳴、耳聾、口眼喎斜，牙關緊閉。

(3)手法：按、揉。

23.扶　突

(1)位置：在人迎後一寸五分。

(2)主治：咳嗽、氣喘、咽喉腫痛、暴喑、癭氣。

(3)手法：點、按、揉。

24. 風 池

(1)位置：在顳後髮際陷者中。

(2)主治：頭痛、眩暈、頸項強痛、目赤痛。

(3)手法：按、拿、一指禪推。

25. 風 府

(1)位置：後髮際正中直上一寸。

(2)主治：頭痛項強、中風不語、半身不遂。

(3)手法：點、按、揉、一指禪推。

26. 大 迎

(1)位置：下頜角前一・三寸骨陷中。

(2)主治：牙關緊閉，口瞤，頰腫、齒痛、面腫。

(3)手法：掐、按。

27. 天 柱

(1)位置：啞門穴旁開一・三寸，當斜方肌外緣凹陷中。

(2)主治：頭痛、項強、鼻塞、肩背痛。

(3)手法：一指禪推，按、拿。

28. **陽　白**

(1)位置：在眉上一寸，直瞳子。

(2)主治：頭痛、目眩、目痛、外眥疼痛、雀目。

(3)手法：抹、按、揉、一指禪推法。

29. **迎　香**

(1)位置：鼻翼旁〇・五寸，鼻唇溝中。

(2)主治：鼻炎、鼻塞、口眼歪斜。

(3)手法：掐、按、揉、一指禪推。

30. **神　庭**

(1)位置：在髮際直鼻入髮際五分。

(2)主治：頭痛、眩暈、目赤腫痛、淚出、雀目。

(3)手法：推、按、揉。

31. **素　髎**

(1)位置：在鼻柱下尖端。

(2)主治：鼻塞、鼻流清涕、驚厥、昏迷。

(3)手法：按、點。

頭臉部美容保健按摩法

一、頭皮按摩法

(一)指揉頭皮部

術者用食、中指指腹在受術者頭皮上揉搓頭皮二～三分鐘。（圖4－1）

(二)指搓揉頭皮部

術者雙手指從額部經頭頂至枕部搓揉頭皮三～五分鐘。（圖4－2）

(三)乾洗頭

術者用手指摩擦撫摸頭皮，如洗頭狀，洗遍整個頭部，每次三～五分鐘。（圖4－3）

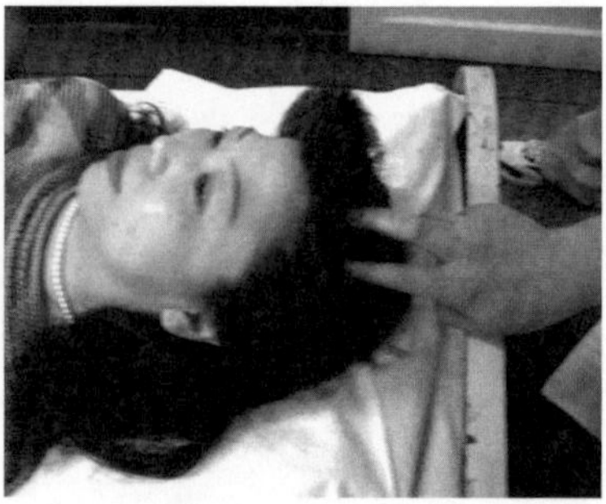

圖 4-1

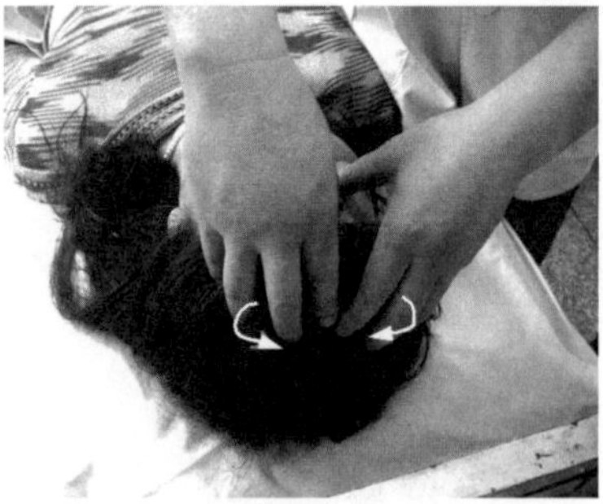

圖 4-2

(四)拍打頭皮

術者用手掌拍打頭皮部，從前向後拍擊整個頭部，時間約一分鐘。（圖4—4）

(五)叩擊頭部

術者用手指叩擊頭部，從前向後，從左向右或從右向左，叩擊整個頭部。（圖4—5）

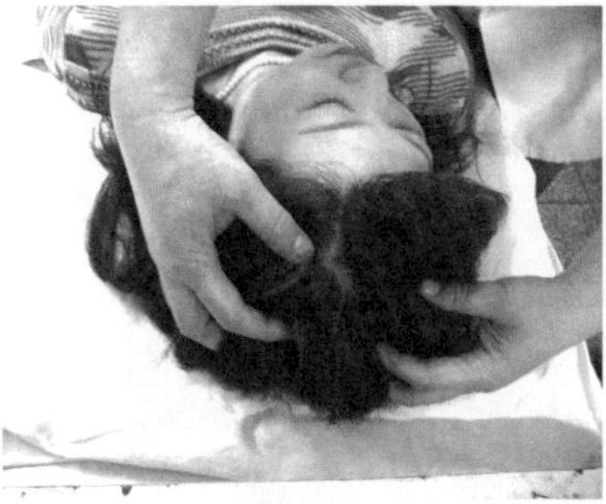

圖 4-3

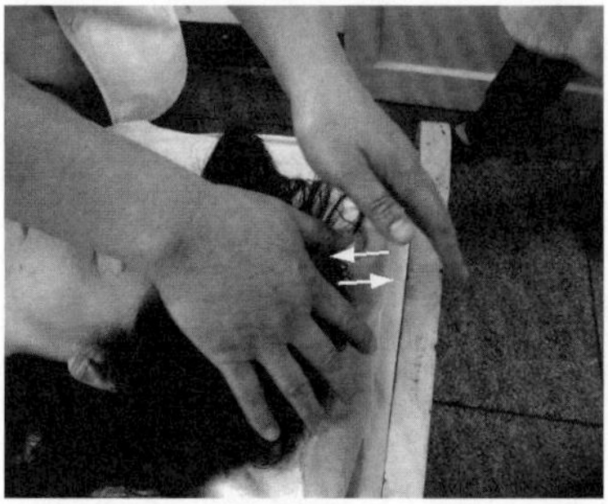

圖 4-4

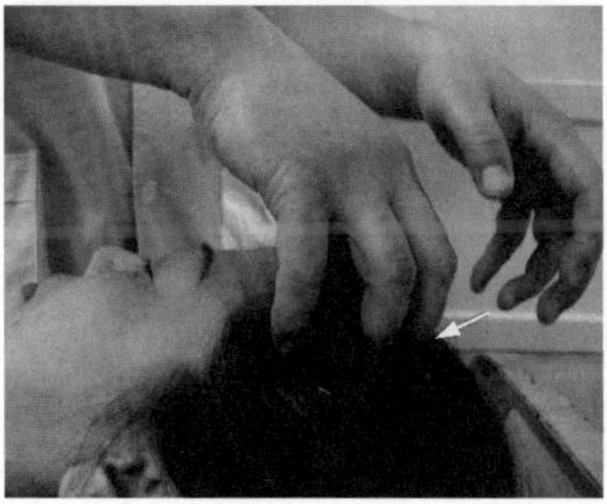

圖 4-5

（六）按揉百會穴

術者用拇指羅紋面按揉百會穴半分鐘。（圖4—6）

（七）按揉四神聰穴

術者用雙手拇指分別按揉四神聰穴半分鐘。（圖4—7）

（八）按揉上星穴

術者用拇指指腹按揉上星穴半分鐘。（圖4—8）

（九）按揉頭維，太陽穴

術者用雙拇指指腹按揉頭維穴，太陽穴各半分鐘。（圖4—9、4—10）

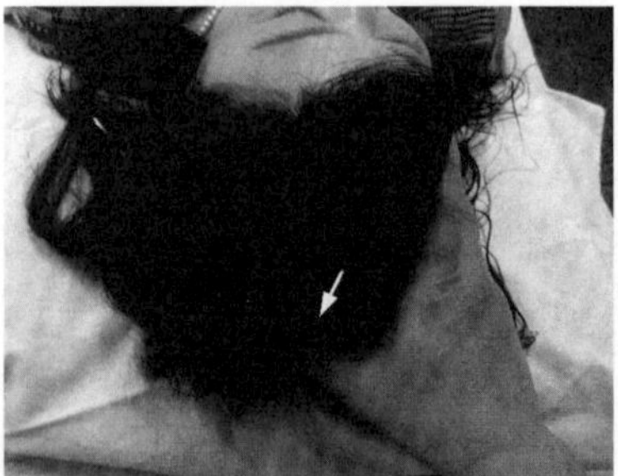

圖 4-6

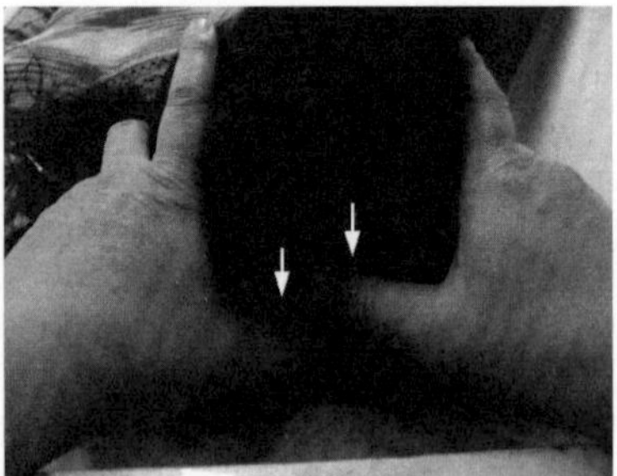

圖 4-7

二、秀髮按摩法

（一）十指梳理法1

受術者仰臥位，術者用雙手十指從前髮際處開始，交替向後頭部梳理五十～一百次。（圖4－11）

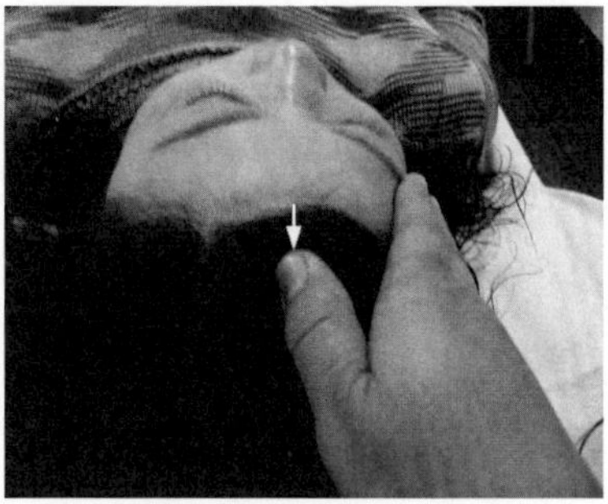

圖 4-8

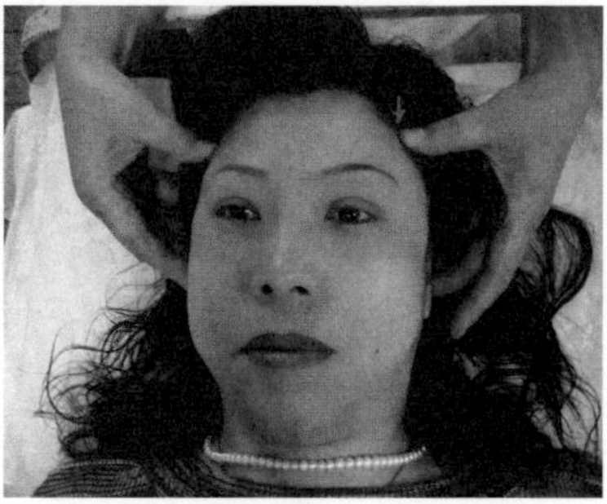

圖 4-9

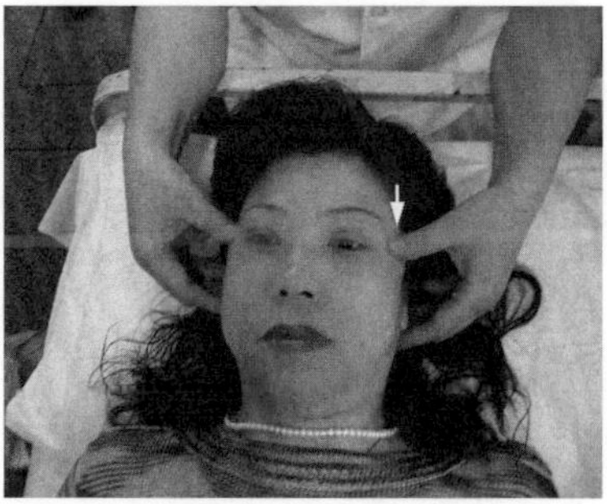

圖 4-10

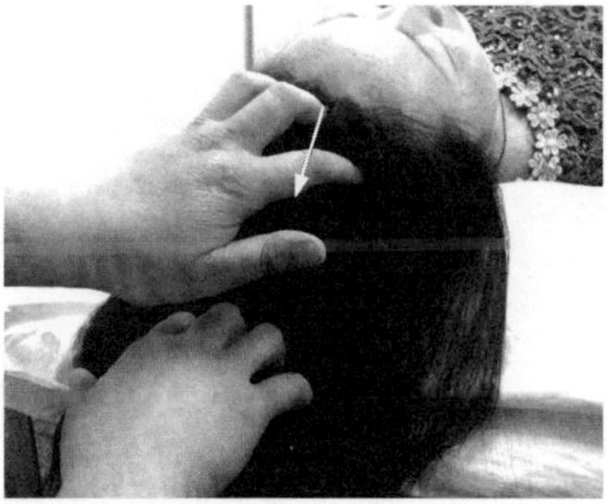

圖 4-11

(二)十指梳理法2

術者用雙手十指頭部正中前髮際向後梳理，逐漸梳至左側翼髮處，反覆梳理五十～一百次。（圖4－12）

(三)十指梳理法3

術者用雙手從頭部正中髮際向後梳理，逐漸至右鬢髮處；反覆梳理五十～一百次。（圖4－13）

(四)抓握秀髮

(1)術者用雙手從頭髮前髮際往頭頂抓握秀髮，抓握力量要適中。（圖4－14）

(2)術者用雙手從頭髮後髮際往頭頂抓握秀髮，（抓握力量要適中）十～二十遍。（圖4－15）

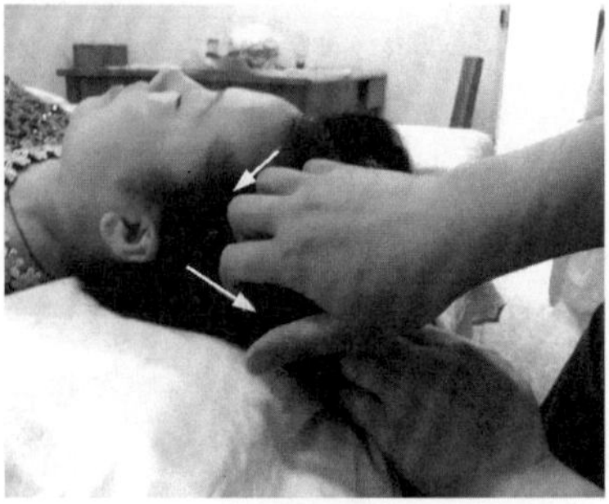

圖 4-12

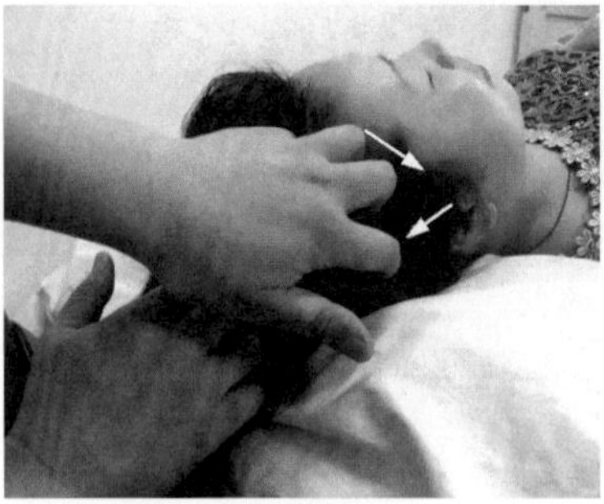

圖 4-13

(3)術者用雙手從頭髮左側髮際往頭頂抓握秀髮十～二十遍。（圖4—16）

(4)術者用雙手從頭髮右側髮際往頭頂抓握秀髮十～二十遍。（圖4—17）

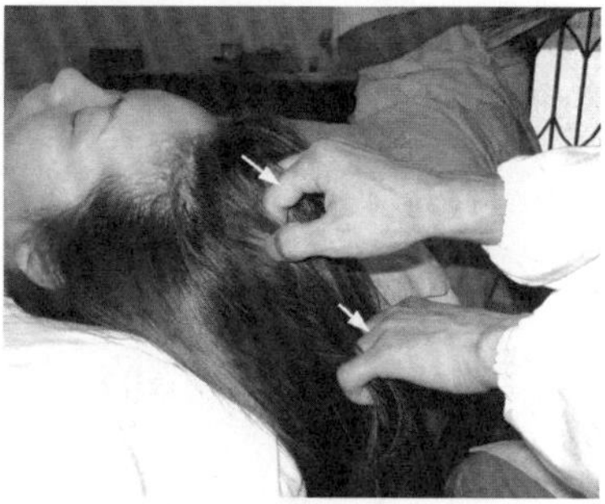

圖 4-14

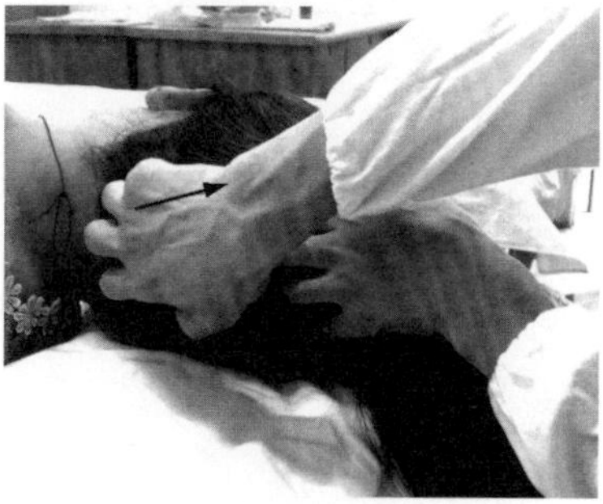

圖 4-15

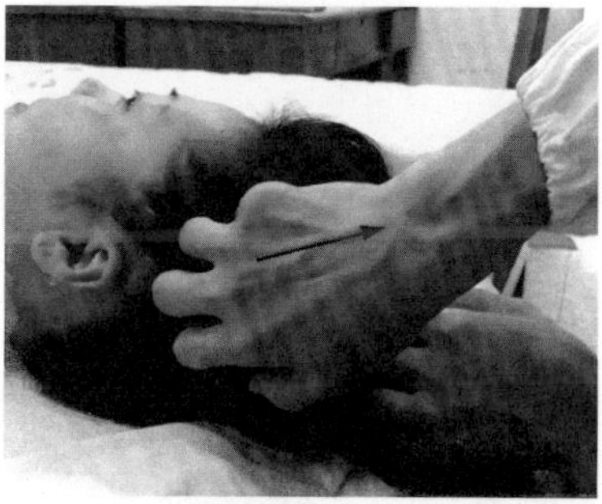

圖 4-16

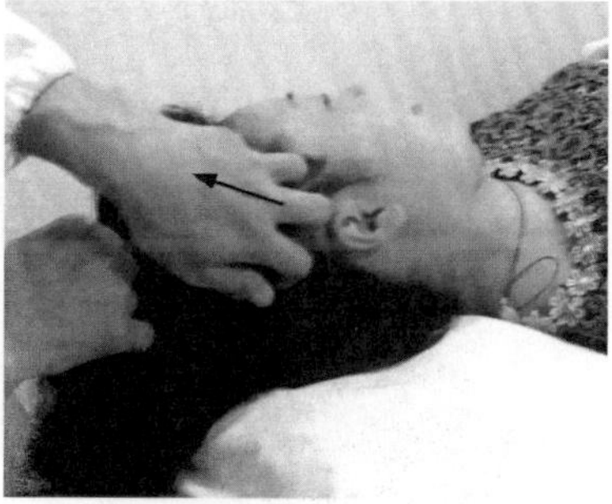

圖 4-17

(五)搓揉秀髮

術者兩手指插入受術者頭髮表皮上，輕輕地來回交替揉搓秀髮五十～一百次。(圖4－18)

(六)指叩頭部

術者以雙手指端著力，在頭部輕輕叩擊一～二分鐘。(圖4－19)

三、額部按摩法

(一)推印堂至髮際法

受術者仰臥位，術者用雙手拇指從印堂穴向前髮際直推十～二十次。(圖4－20)

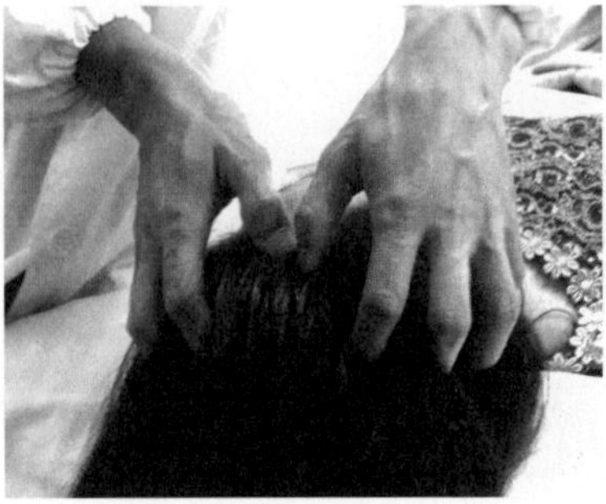

圖 4-18

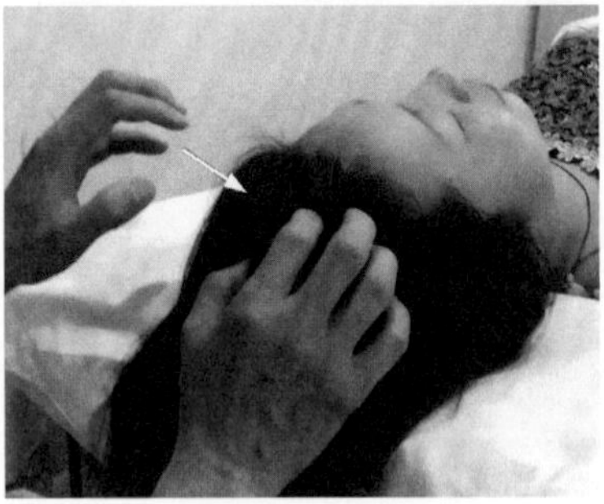

圖 4-19

(二)推前額

受術者姿勢同上，術者用雙手中指先從左眉頭推至前髮際，依次移至左太陽穴，再推回左眉頭處。右側推法同左側（三～五遍）。（圖4—21）

(三)分推前額

受術者仰臥位，術者用雙手拇指指腹從印堂穴開始向兩邊分推前額至前髮際十～二十遍。（圖4—22）

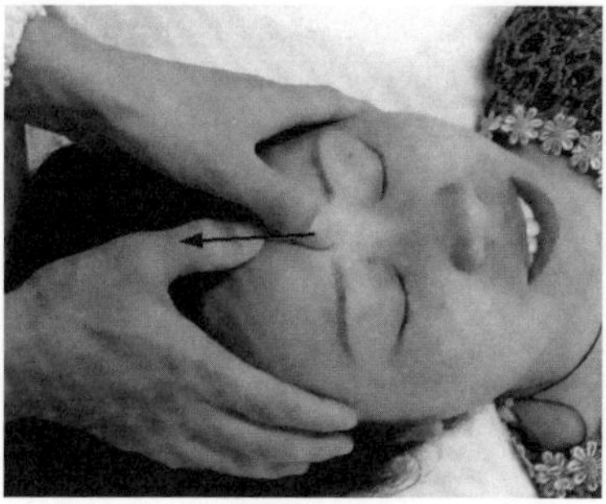

圖 4-20

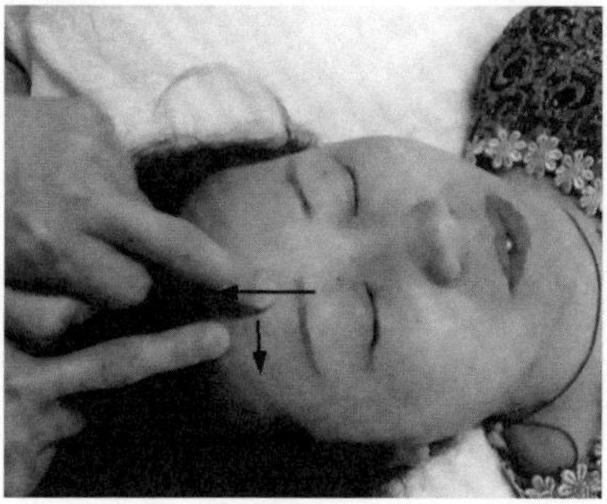

圖 4-21

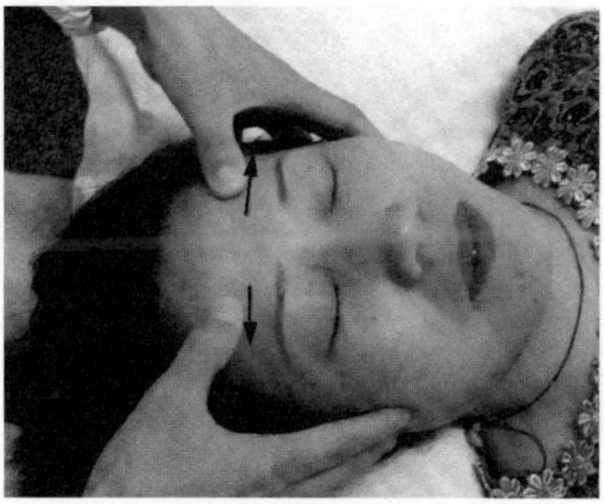

圖 4-22

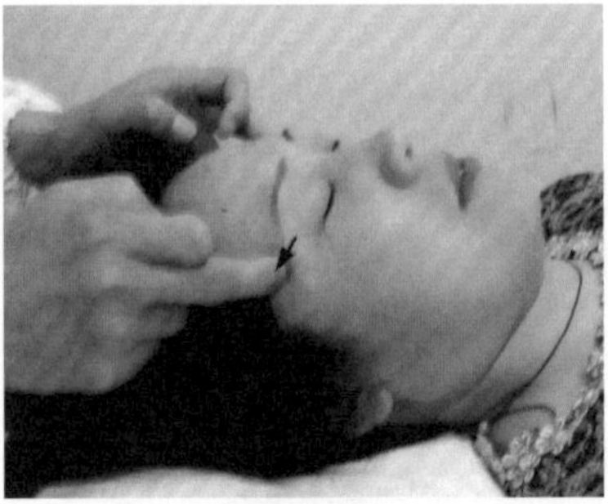

圖 4-23

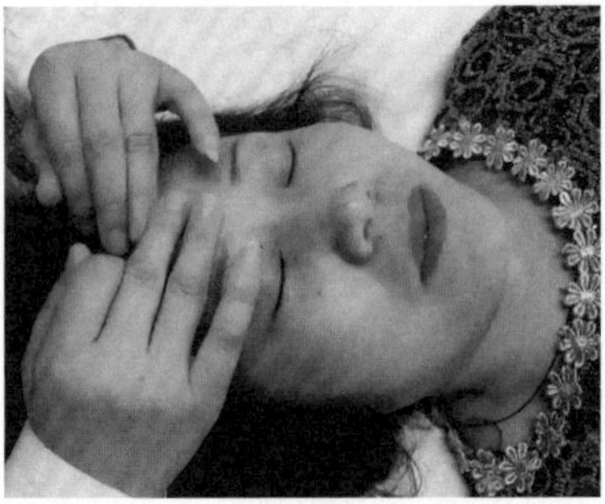

圖 4-24

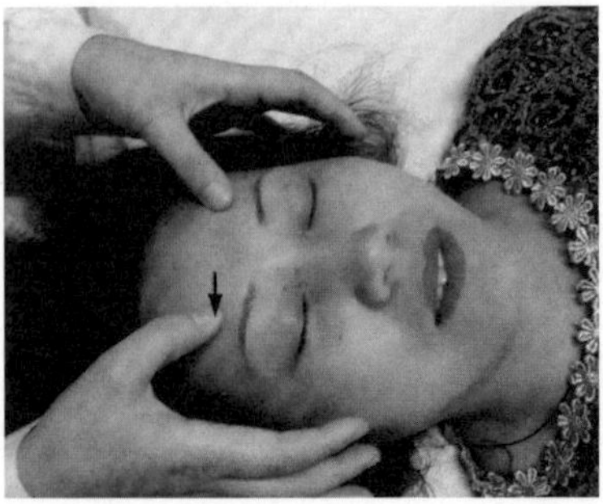

圖 4-25

(四)按揉太陽穴

受術者仰臥位，術者用雙手中指指腹按揉雙側太陽穴半分鐘。（圖4—23）

(五)交叉推前額部

受術者仰臥位，術者用雙手中、無名指指腹從印堂處開始以交叉的推摩動作由眉緣向上至前髮際，漸漸移至左太陽穴，再回到印堂，然後移向左側太陽穴，再回到額部中央，反覆操作十～二十遍。（圖4—24）

(六)按揉陽白穴

受術者仰臥位，術者用雙手拇指指腹按揉陽白穴，再從陽白向太陽穴分推一分鐘。(圖4—25)

(七)分推印堂

受術者仰臥位，術者以雙手拇指指腹從印堂向兩側分推，然後依次從印堂至前髮際向兩側分推二十～五十次。(圖4—26)

四、眉眼部按摩法

(一)抹眼眉法

術者用雙手拇指自眉頭向眉梢抹十～二十遍。(圖4—27)

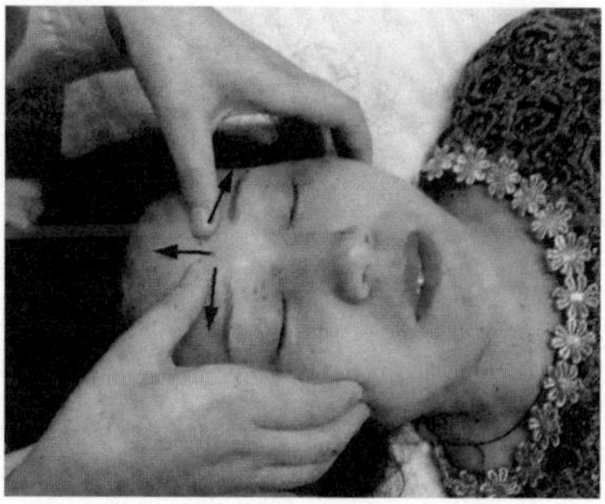

圖 4-26

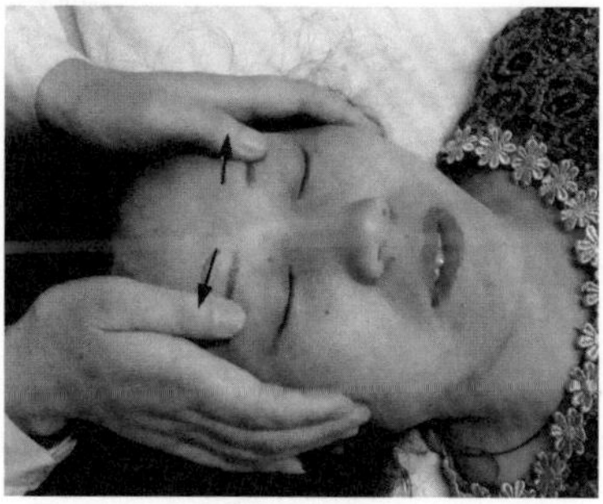

圖 4-27

(二)抹眼眶法

術者用拇指自內向外自上而下分別抹眼眶十～二十遍。（圖4—28）

(三)刮眼眶法

術者用屈曲之食指橈側輕刮眼眶二十～三十遍。（圖4—29）

(四)指按揉眼球法

術者先搓熱雙手，然後將手指腹放於受術者眼部，輕揉眼球〇・五分鐘。（圖4—30）

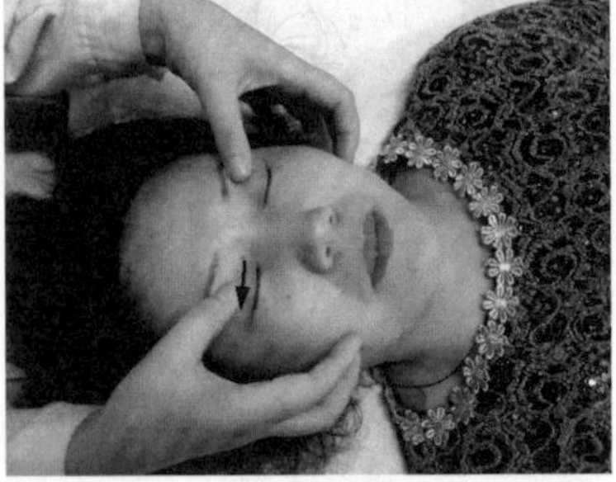

圖 4-28

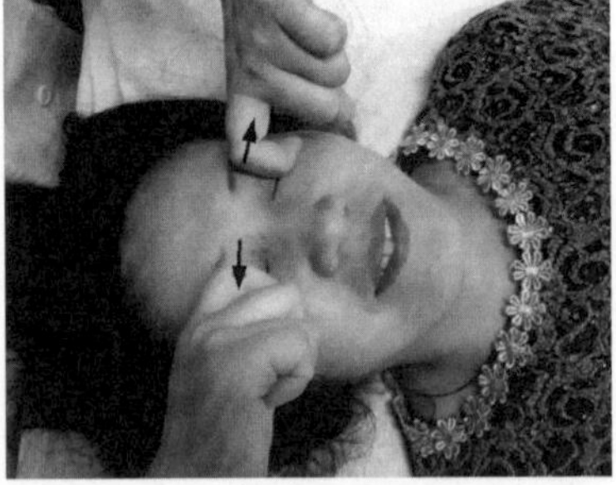

圖 4-29

(五)指揉攢竹穴

術者用雙手拇指按揉攢竹穴〇・五分鐘。(圖4—31)

(六)指按揉魚腰穴

術者用雙手拇指指腹按揉魚腰穴〇・五分鐘。(圖4—32)

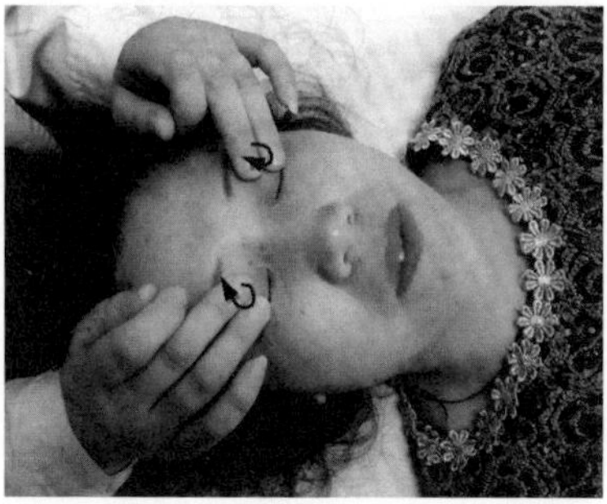

圖 4-30

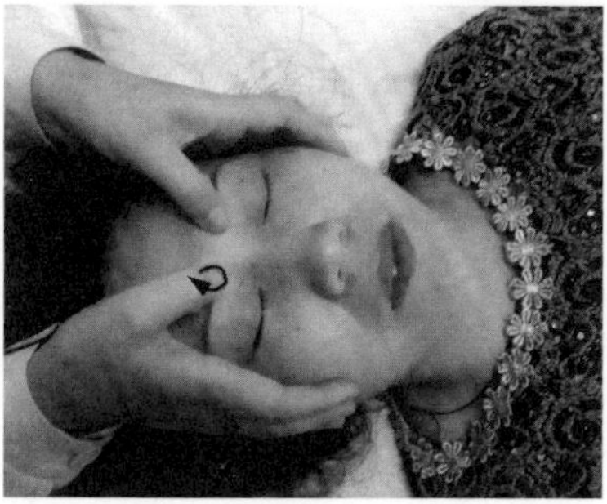

圖 4-31

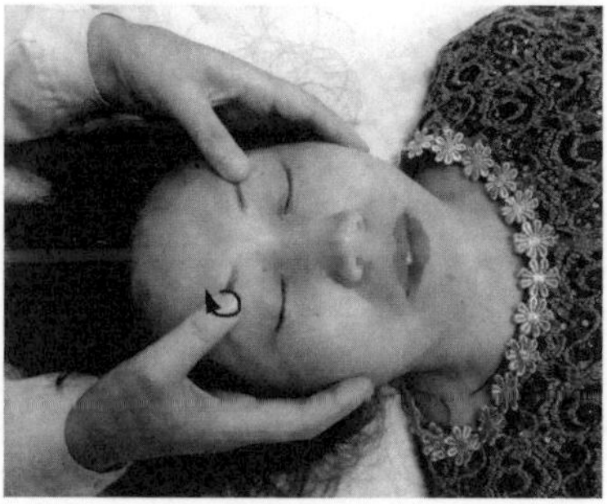

圖 4-32

（七）按揉絲竹空穴

術者用雙手拇指指腹按揉絲竹空穴〇・五分鐘。（圖4—33）

（八）按揉瞳子髎穴

術者用雙手拇指指腹按揉瞳子髎穴〇・五分鐘。（圖4—34）

（九）按揉四白穴

術者用雙手拇指指腹按揉四白穴〇・五分鐘。（圖4—35）

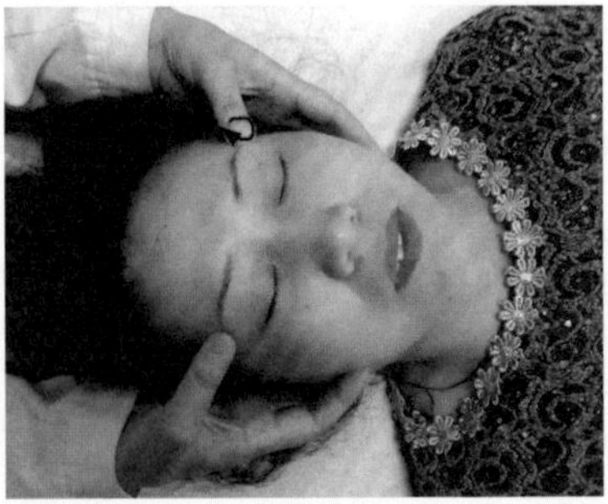

圖 4-33

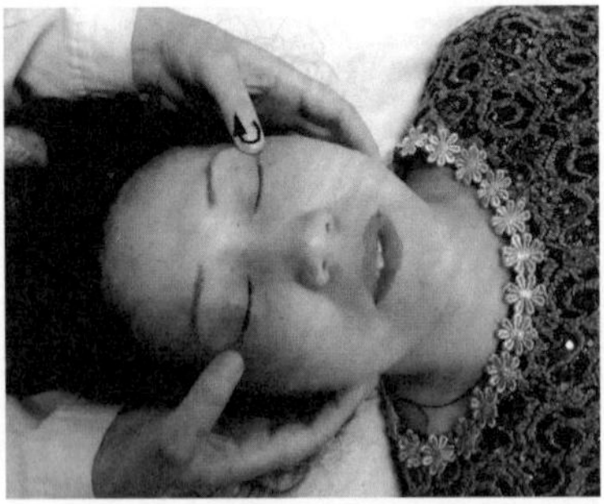

圖 4-34

(十)按揉睛明穴

術者用雙手拇指指腹按揉睛明穴〇・五分鐘。(圖4—36)

(十一)按摩運眼法

受術者閉目，術者兩手掌心相互摩擦至發熱，然後雙掌心輕摩上下眼眶部位，以有熱感為宜，反覆操作三～五次。(圖4—37)

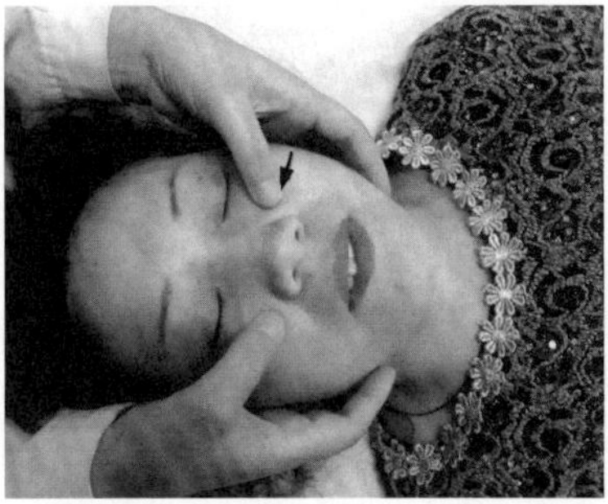

圖 4-35

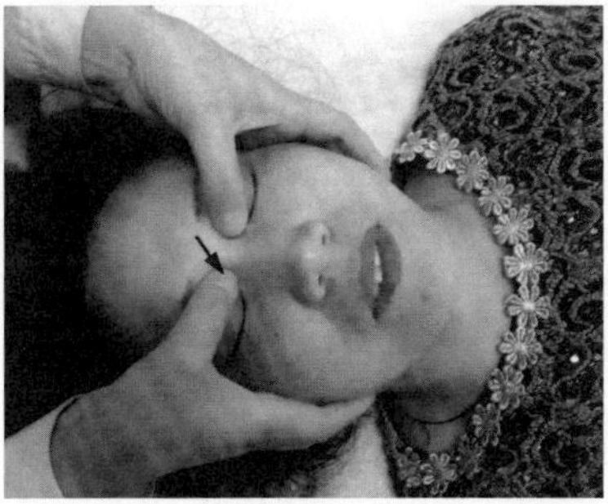

圖 4-36

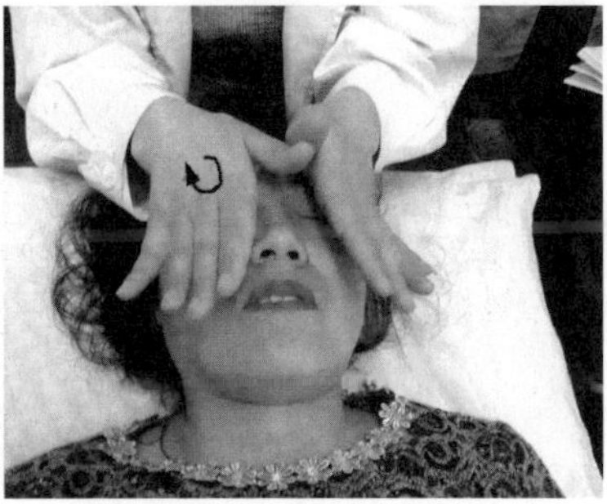

圖 4-37

(十二)按摩內外眥法

術者將食、中、無名指併攏，用指腹從眼的內眥部向外眥部按摩，反覆十～二十次。(圖4—38)

(十三)熨眼按摩法

術者將兩手相搓發熱，迅即敷於受術者眼部，如此反覆操作，使雙眼有熱感為宜。(圖4—39)

五、鼻部按摩法

(一)推鼻部

受術者仰臥位，術者以雙手中指指腹塗少許潤滑劑從鼻根兩旁直推至鼻翼十～二十次。(圖4—40)

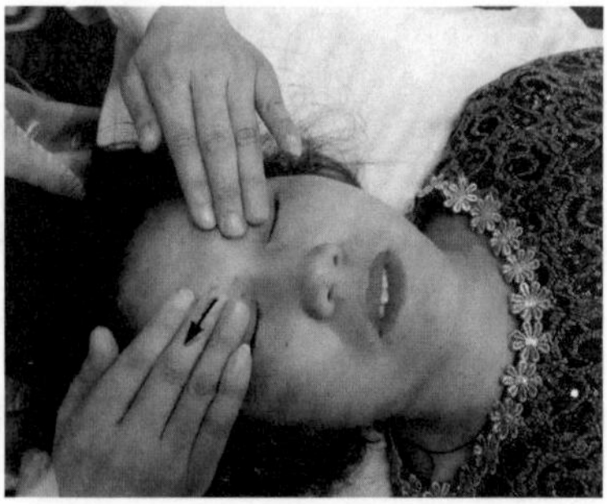

圖 4–38

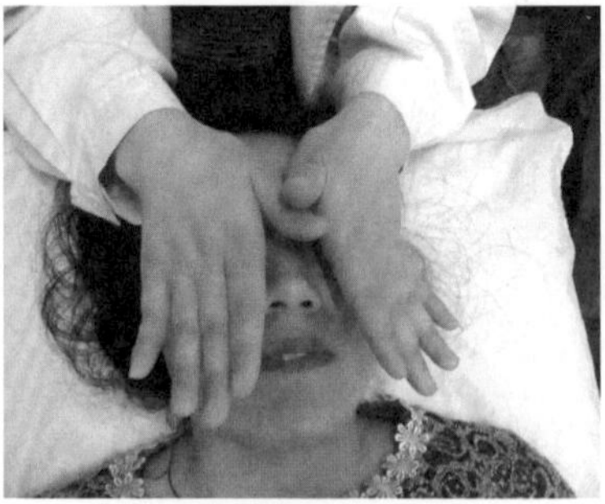

圖 4–39

(二)捏揉鼻部

受術者仰臥位，術者以一手拇食指指腹從鼻根向鼻尖部反覆捏揉十～二十次。（圖4－41）

(三)按揉鼻兩側

受術者仰臥位，術者以雙手中指指腹在鼻兩側從鼻根至鼻翼反覆操作十～二十遍。（圖4－42）

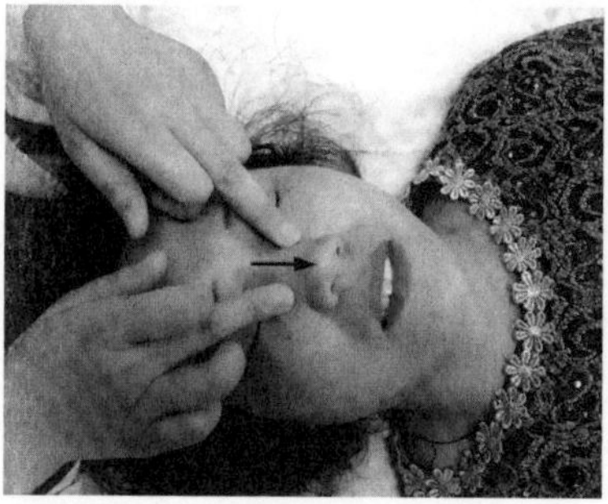

圖 4-40

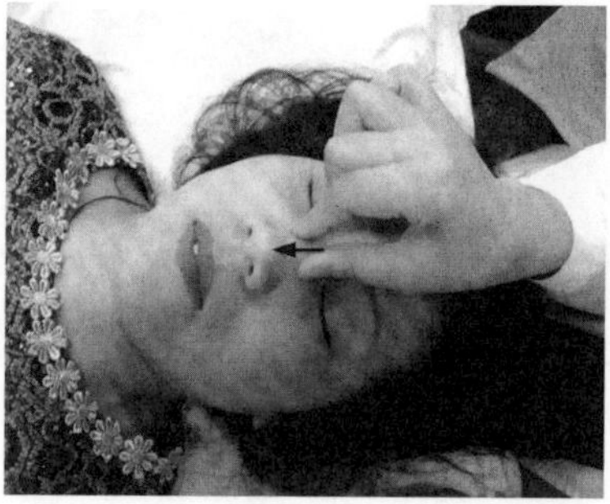

圖 4-41

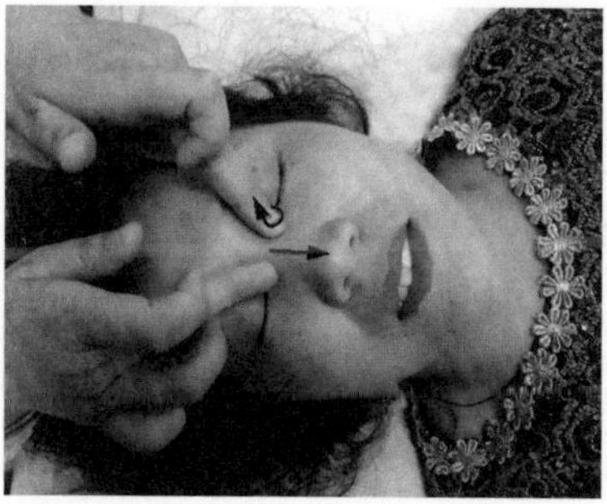

圖 4-42

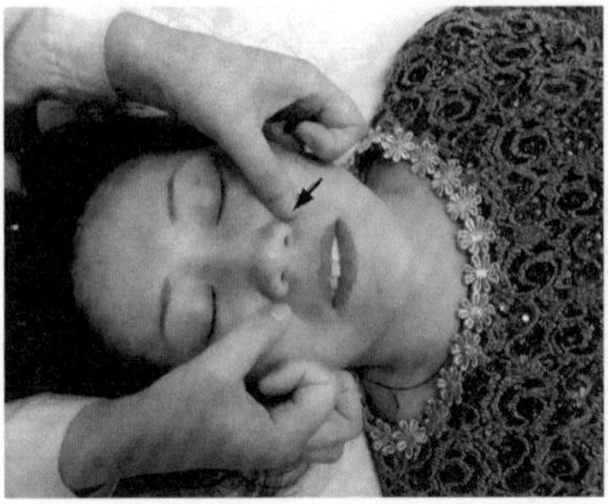

圖 4-43

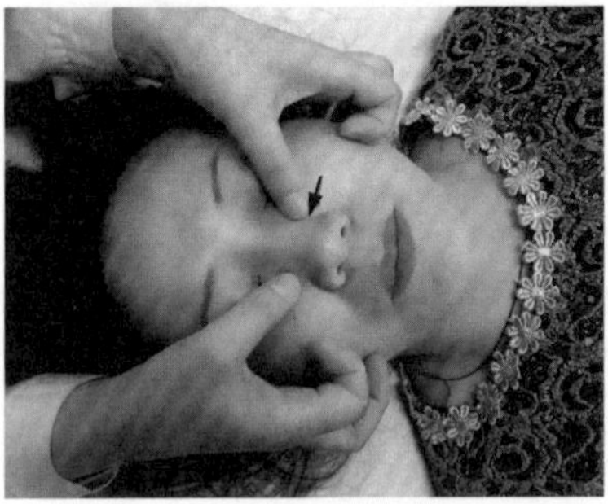

圖 4-44

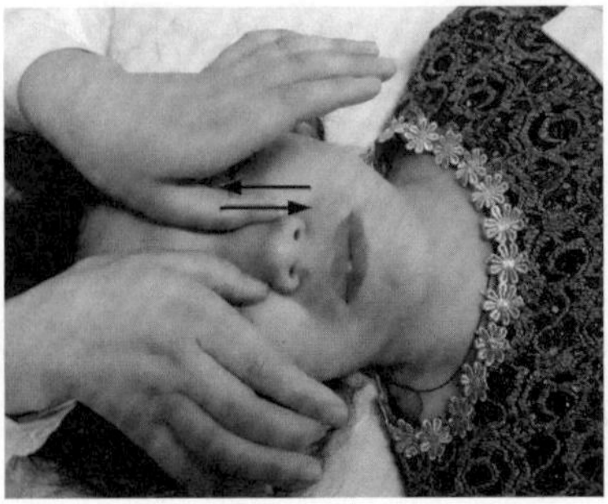

圖 4-45

（四）按揉迎香穴

受術者仰臥位，術者以雙手拇指指腹按揉迎香穴半分鐘。（圖4—43）

（五）按揉鼻通穴

受術者仰臥位，術者以雙拇指指腹按揉鼻通穴半分鐘。（圖4—44）

(六)擦鼻部

受術者仰臥位，術者以雙手拇指橈側塗少許潤滑劑摩擦鼻部，以鼻腔發熱為度。（圖4—45）

六、口唇部按摩法

(一)按摩口唇部

受術者仰臥位，術者以雙手中指指腹從上嘴唇人中穴開始按摩至口角部，再從口角部按摩至下嘴唇，反覆操作五～十遍。（圖4—46）

(二)指剪口唇部

受術者仰臥位，術者以雙手食中指以「剪刀」式動作從嘴部中央向上「剪」至兩顴部，反覆操作十～二十次。（圖4—47）

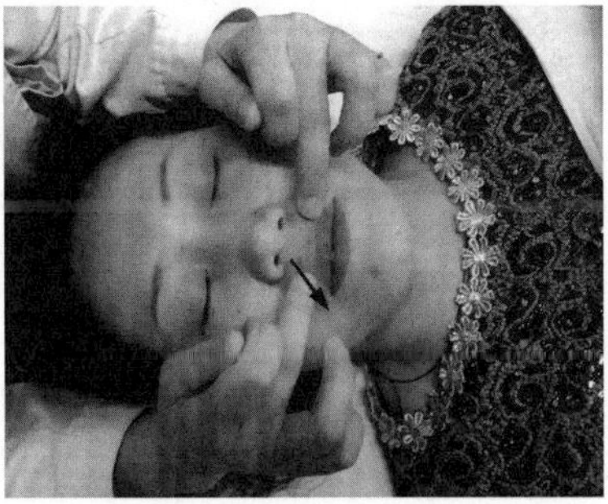

圖 4-46

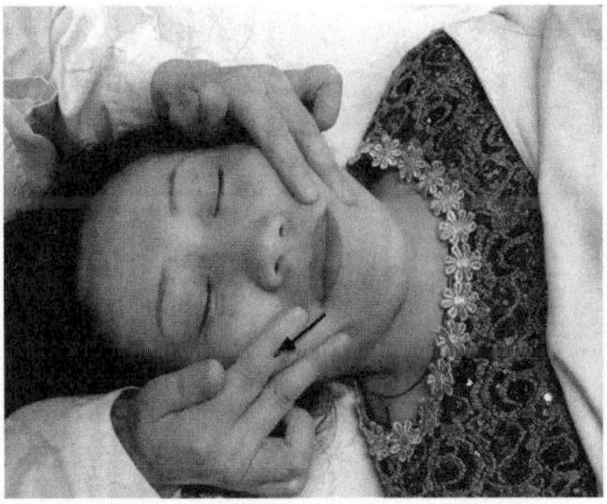

圖 4-47

(三)分推口角部

受術者仰臥位，術者用雙手中指無名指從口角向耳垂方向分推十～二十次。（圖4—48）

(四)按揉地倉穴

受術者仰臥位，術者以中指指腹按揉地倉穴半分鐘。（圖4—49）

(五)按揉人中穴

受術者仰臥位，術者用拇指按揉人中穴五～十次。（圖4—50）

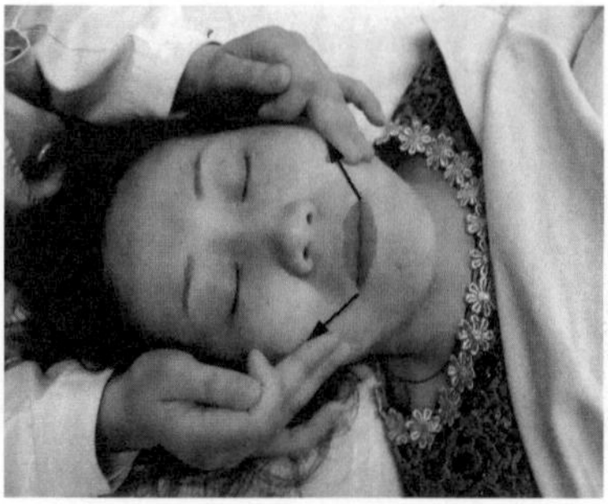

圖 4–48

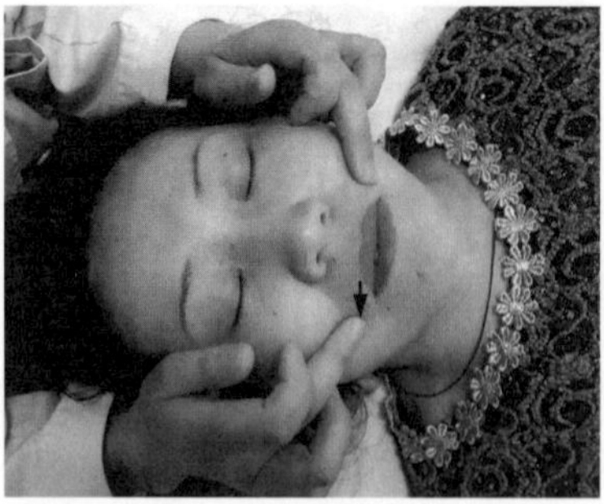

圖 4–49

（六）按揉承漿穴

受術者仰臥位，術者用中指指腹按揉承漿穴五～十次。（圖4—51）

（七）摩揉雙唇

受術者仰臥位，術者以中指指腹置於唇部，按橢圓形線路摩揉雙唇部十～二十次。（圖4—52）

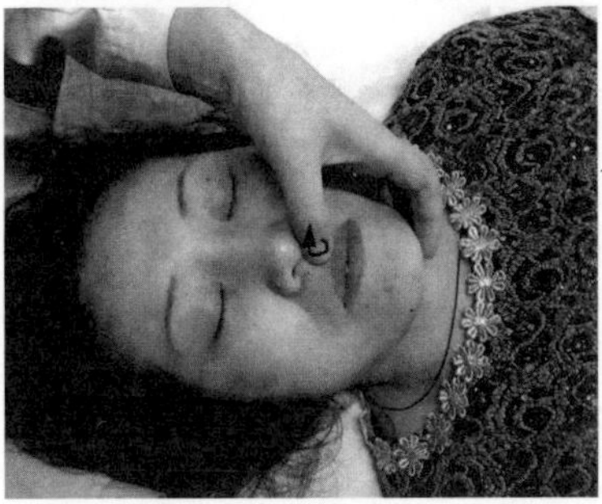

圖 4-50

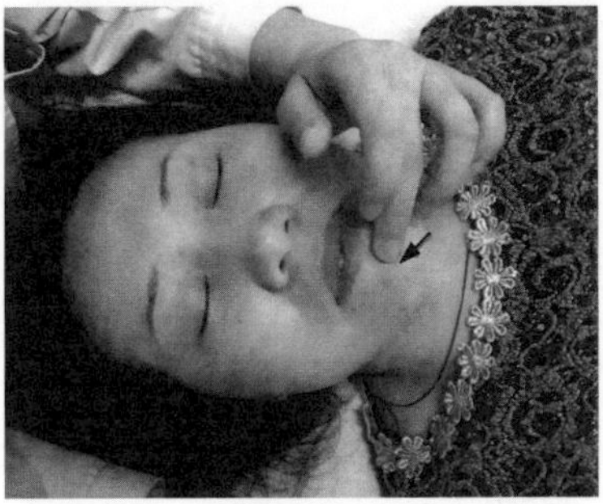

圖 4-51

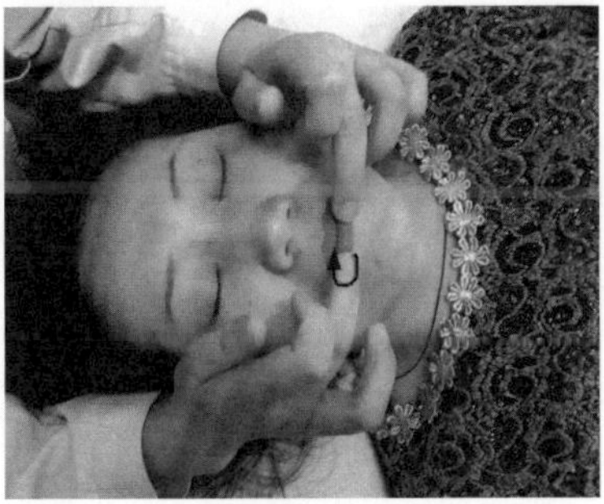

圖 4-52

七、下頜部按摩法

（一）分推下頜部

受術者仰臥位，術者以雙拇指指腹從下頜中央開始向兩邊分推十～二十次。（圖4—53）

（二）按揉頦部

受術者仰臥位，牙齒微閉，術者用雙手食、中指指腹從下頜尖部開始，向外側做按揉動作，直到耳後乳突部，然後再按揉回到下頜部。反覆操作五～十遍。（圖4—54）

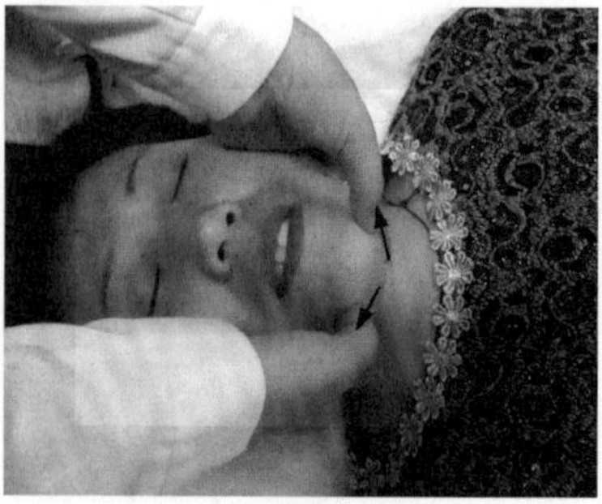

圖 4–53

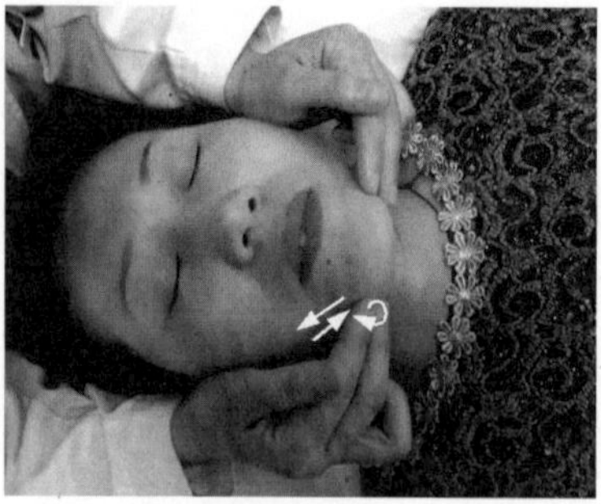

圖 4–54

(三)按揉廉泉穴

受術者仰臥位，術者用中指指腹按揉廉泉穴半分鐘。（圖4—55）

(四)拍打頦頸部

受術者仰臥位，頭稍上仰，術者將四指併攏，以指腹輕拍頦頸部皮膚一～二分鐘。（圖4—56）

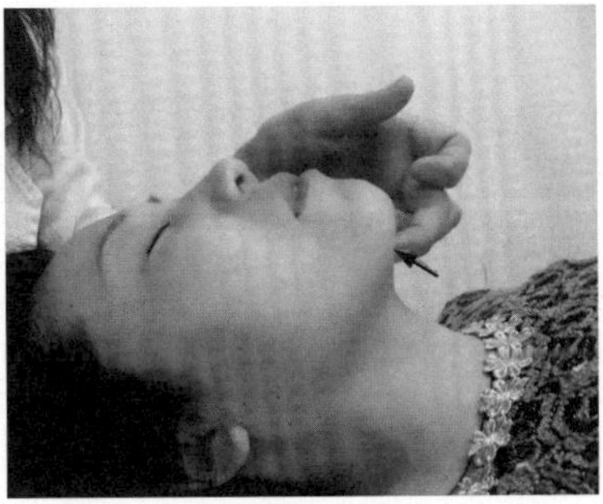

圖 4-55

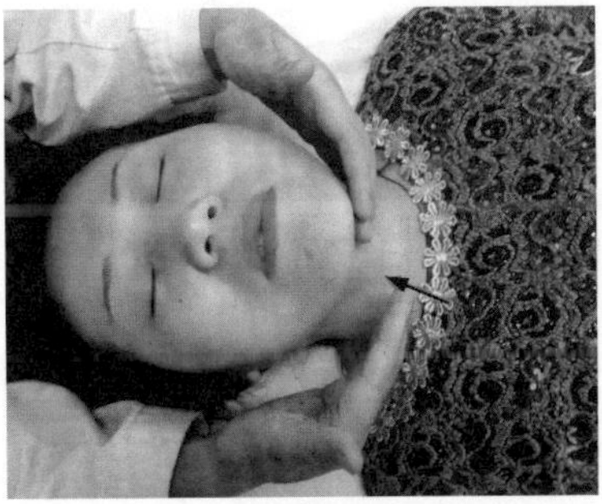

圖 4-56

八、耳廓部按摩法

(一)搓揉雙耳部

受術者仰臥位，術者以雙手拇、食、中三指搓揉雙側耳廓部一分鐘。(圖4—57)

(二)按揉耳舟部

受術者仰臥位，術者以拇指指腹按揉雙耳舟部一分鐘。(圖4—58)

(三)按揉耳甲腔部

受術者仰臥位，術者以中指指腹按揉耳甲腔部一分鐘。(圖4—59)

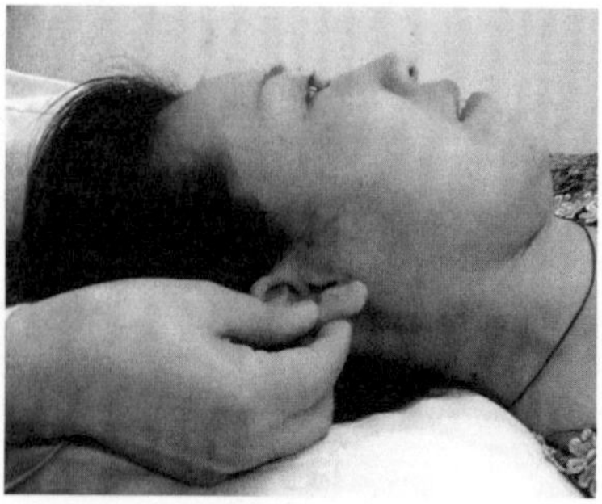
圖 4-57

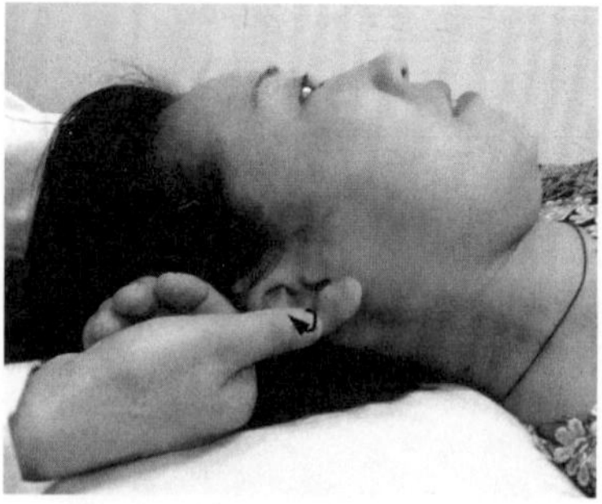
圖 4-58

(四)按揉耳甲艇部

受術者仰臥位，術者以中指指腹按揉耳甲艇部一分鐘。(圖4—60)

(五)按揉外耳門部

受術者仰臥位，術者以雙手食指指腹按揉外耳門緣一分鐘。(圖4—61)

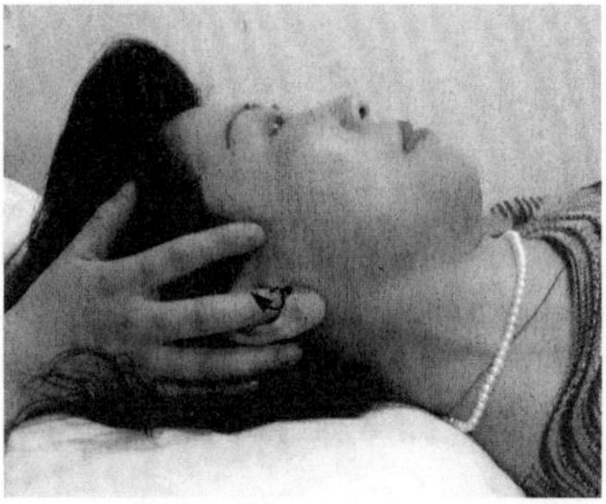

圖4-59

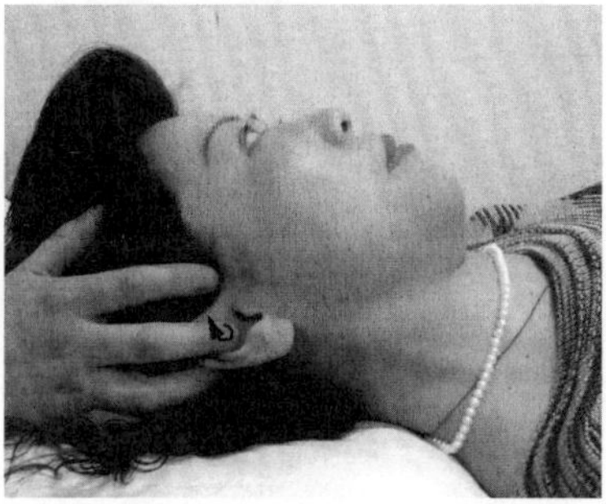

圖4-60

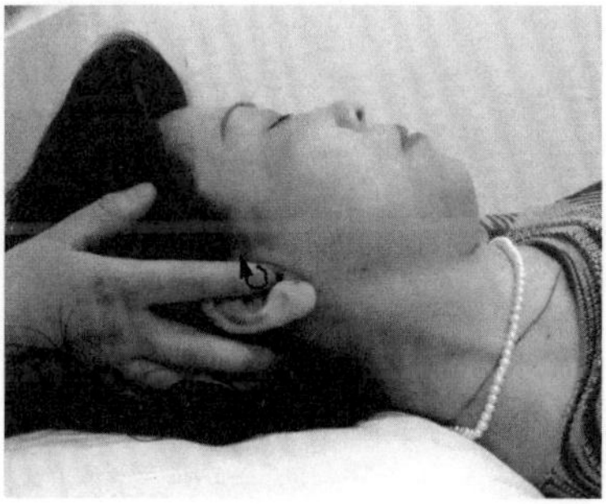

圖4-61

（六）上提耳尖部

受術者仰臥位，術者以雙手食、中指夾住雙耳尖向上提五～十次。（圖4—62）

（七）下拉耳垂部

受術者仰臥位，術者以雙手拇、食指指腹捏住雙側耳垂下拉五～十次。（圖4—63）

（八）按揉聽宮穴

受術者仰臥位，術者以雙手拇指指腹按揉聽宮穴半分鐘。（圖4—64）

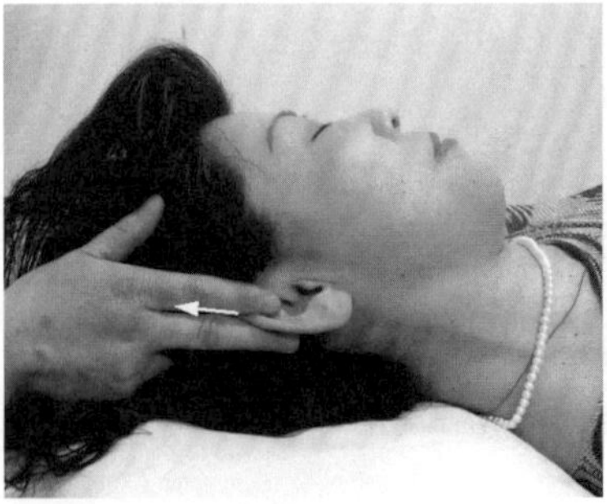

圖 4-62

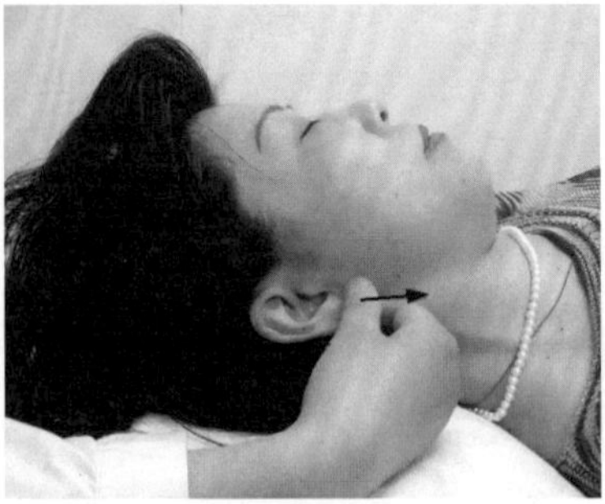

圖 4-63

（九）按揉翳風穴

受術者仰臥位，術者以雙手中指指腹按揉翳風穴半分鐘。（圖4—65）

（十）鳴天鼓

受術者仰臥位，術者以雙手掌蓋住雙耳孔，然後以食、中指擊打腦後部，使耳內發出「咚咚」似敲鼓聲十～二十下。（圖4—66）

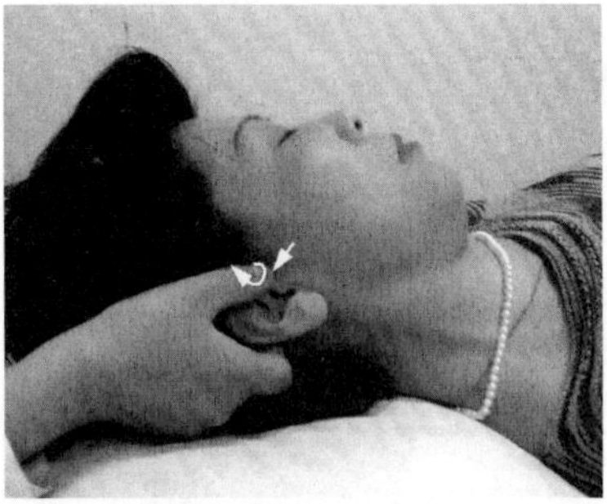

圖 4-64

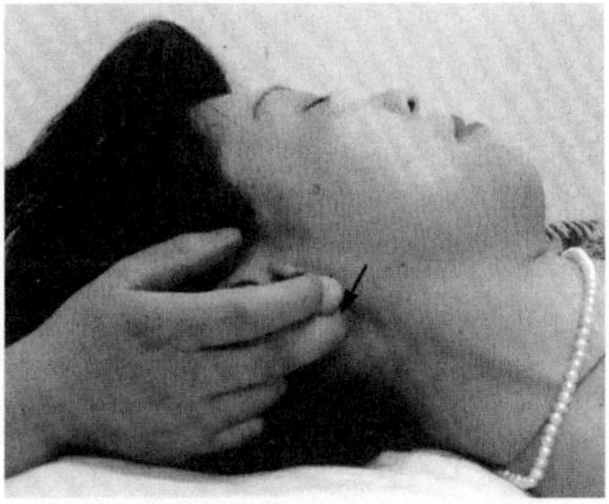

圖 4-65

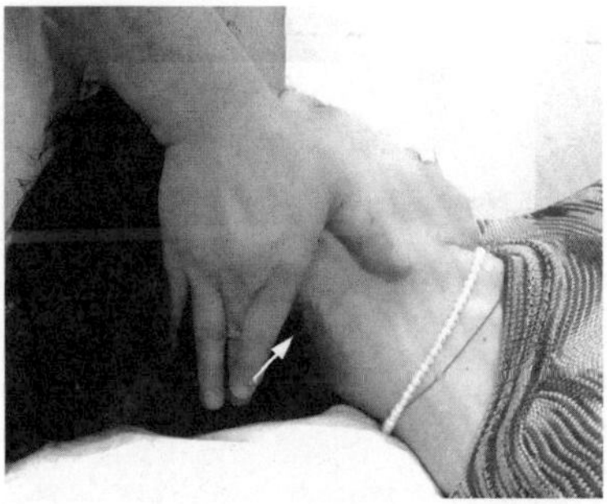

圖 4-66

九、臉頰部按摩法

(一)按摩臉頰部

受術者仰臥位，術者在掌心塗上按摩霜，然後繞著面頰按摩半分鐘。（圖4—67）

(二)分推臉頰部

受術者仰臥位，術者用雙手中指從下頜中央開始向上分推至耳垂。再將中指放回到口角處，然後分推至耳中部，再將中指放回鼻部，然後向上分推至耳朵上方為止，以上動作反覆操作五～十次。（圖4—68）

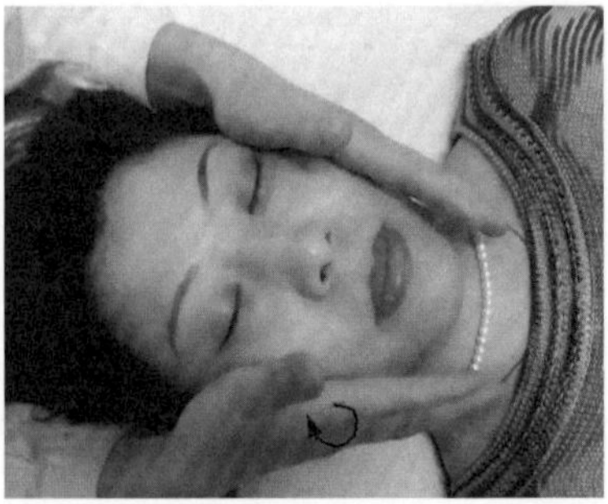

圖 4–67

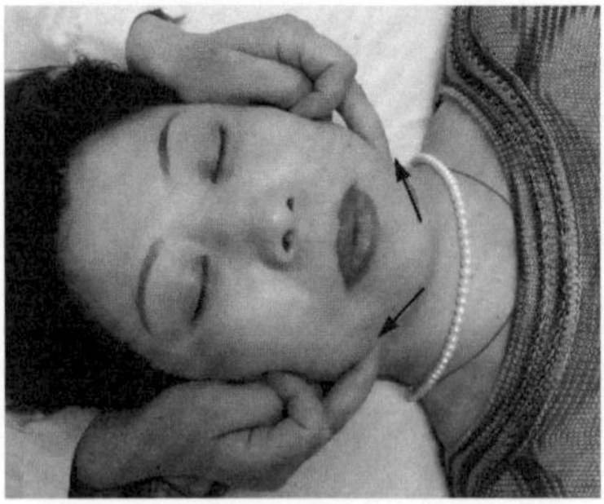

圖 4–68

（三）指摩臉部

受術者仰臥位，術者雙手指腹平放在臉頰，向上以穩定的滑行動作按摩，兩手交替，先在右頰操作，然後轉至左頰部二十～三十次。（圖4－69）

（四）拍打臉部

受術者仰臥位，術者兩手四指併攏，用四指指腹拍打面頰部皮膚約半分鐘。（圖4－70）

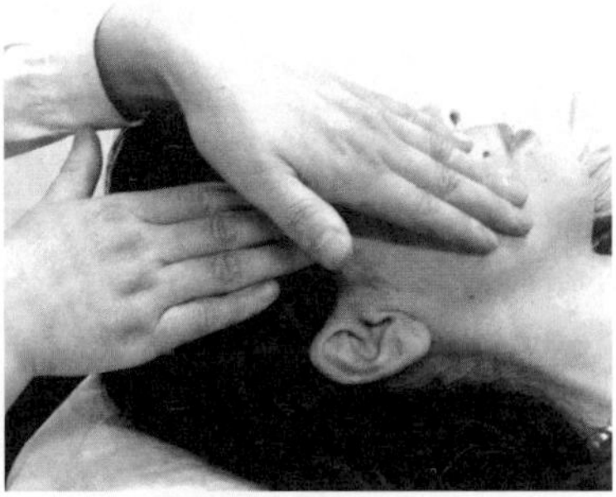

圖 4–69

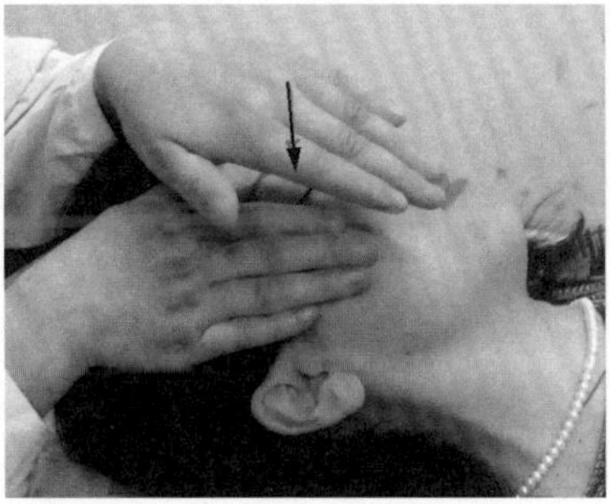

圖 4–70

(五)按揉下關穴

受術者仰臥位，術者以雙手拇指指腹按揉下關穴半分鐘。（圖4—71）

(六)按揉頰車穴

受術者仰臥位，術者雙手拇指指腹按揉頰車穴半分鐘。（圖4—72）

(七)按揉四白，巨髎穴

受術者仰臥位，術者雙手拇指指腹按揉四白及巨髎穴各半分鐘。（圖4—73），（圖4—74）

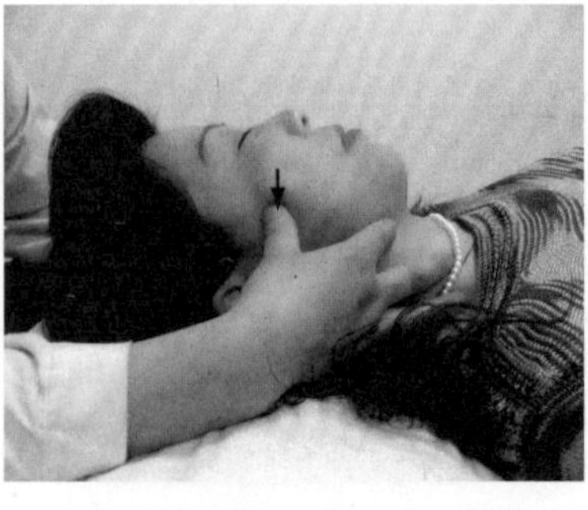

圖 4-71

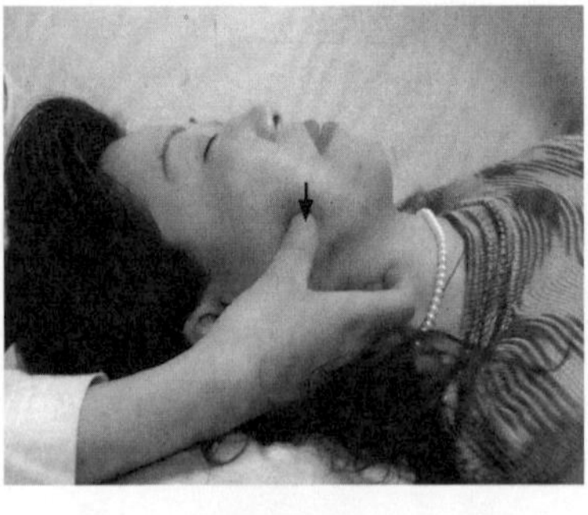

圖 4-72

（八）旋摩臉頰

受術者仰臥位，術者雙手五指併攏，用大拇指扶住面兩側，以其餘四指依次旋摩臉頰部以微微發熱為度。（圖4—75）

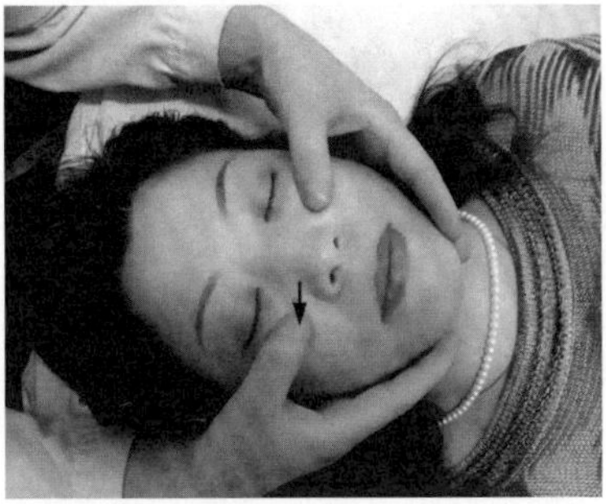

圖 4–73

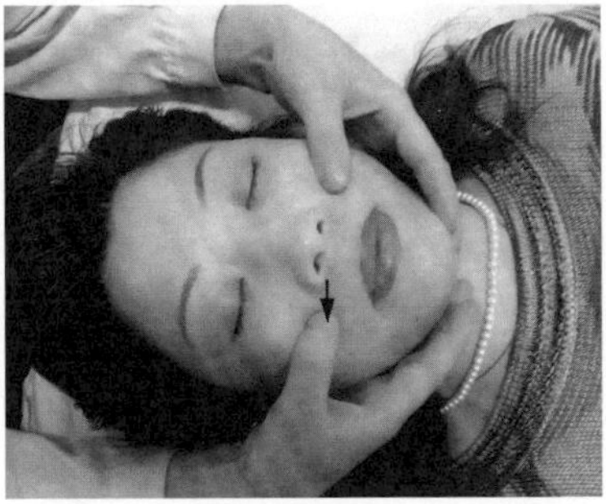

圖 4–74

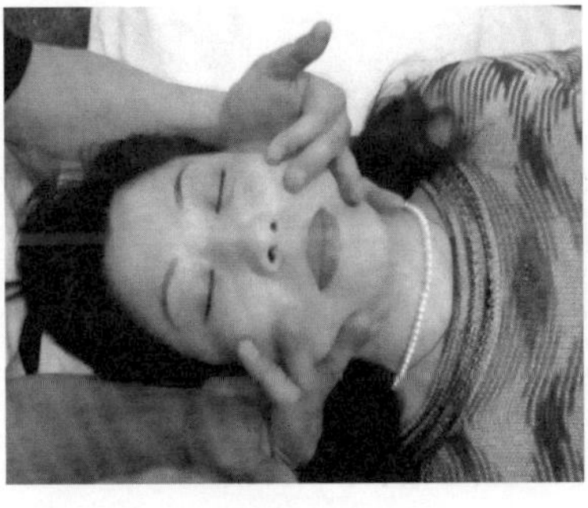

圖 4–75

十、頸項部按摩法

(一)捏揉頸項法

受術者坐位或俯臥，術者用一手扶頭，另一手拇、食、中指腹從頸部兩側用捏揉法上下移動，反覆操作二～三分鐘。（圖4—76）

(二)滾頸部法

受術者坐位或俯臥位，術者用一手扶受術者頭部，另一手用滾法操作頸部兩側至兩肩部，反覆操作二～三分鐘。（圖4—77）

(三)按揉頸夾脊穴

受術者姿勢同上，術者用雙手拇指指腹按揉頸部兩側華佗夾脊穴一分鐘。（圖4—78）

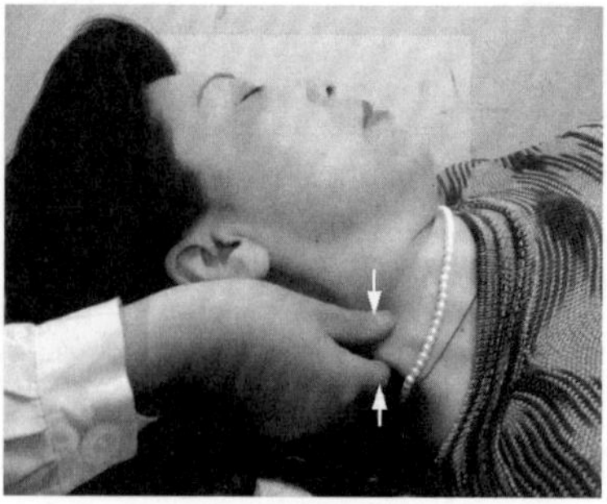

圖 4–76

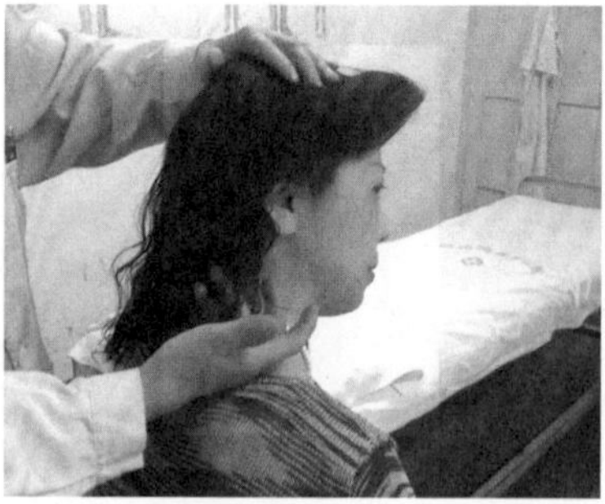

圖 4–77

(四)按揉頸前部

受術者仰臥位，術者將潤滑劑塗於頸前部，然後術者用食、中指從下頜骨下緣至鎖骨順序按揉頸前部二十～三十次。（圖4—79）

(五)按揉頸夾脊穴

受術者姿勢同上，術者以雙手食、中指指腹按揉頸椎兩側夾脊穴，從上至下，反覆操作一分鐘。（圖4—80）

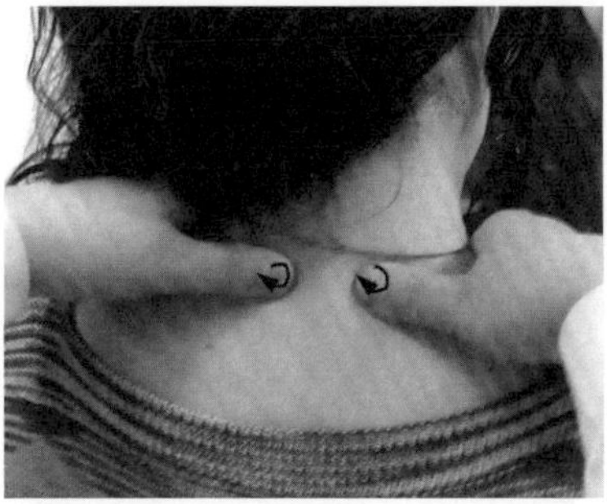

圖 4–78

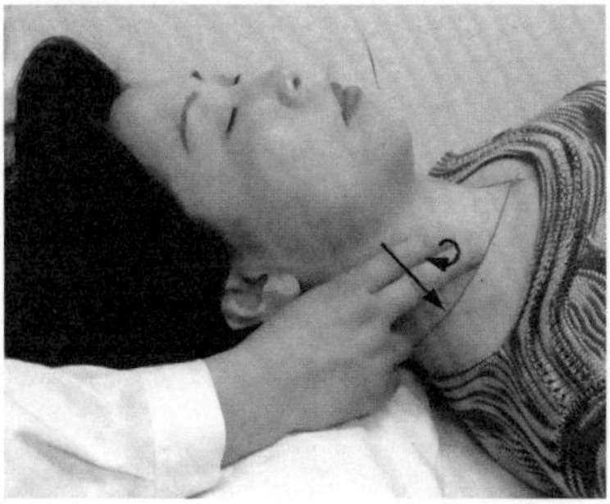

圖 4–79

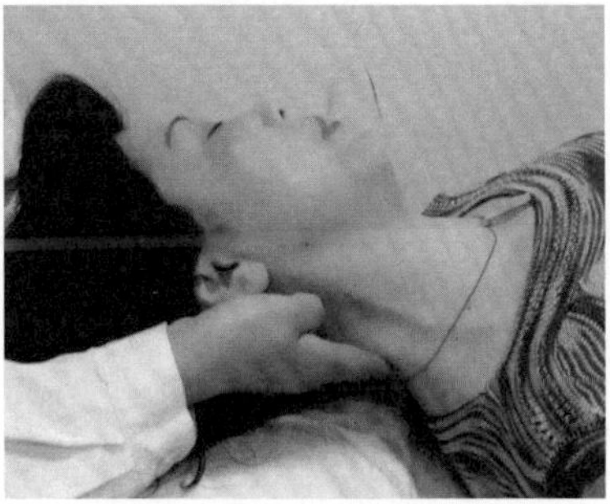

圖 4–80

（六）按摩頸肩部1

受術者姿勢同上，術者以右手從頸背部中央由中線向外側移動，順序按摩最後至右肩部十～二十遍。（圖4－81）

（七）按摩頸肩部2

受術者姿勢同上，術者以左手從頸背中央由中線向外側移動，順序按摩最後至左肩部十～二十遍。（圖4－82）

（八）按揉風池穴

受術者姿勢同上。術者以雙手中指指腹按揉兩側風池穴，以酸脹為度。（圖4－83）

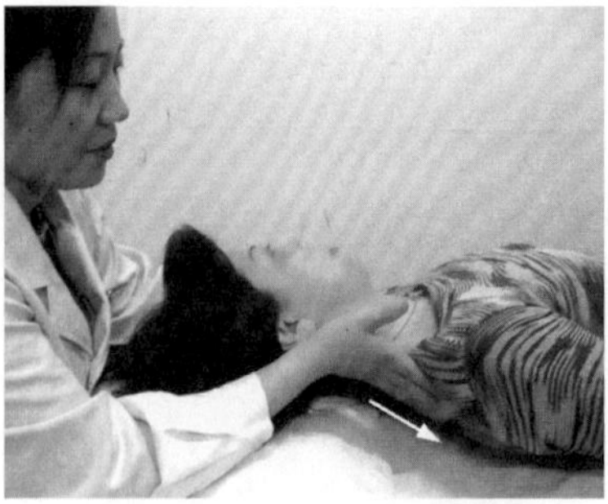

圖 4–81

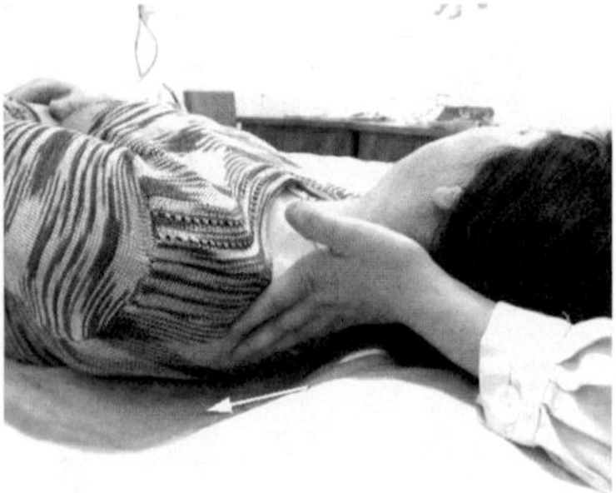

圖 4–82

(九)按摩橋弓穴

受術者仰臥位，術者先一手食、中指指腹從耳後高骨按摩至同側缺盆穴，雙側交替進行十～二十次。（圖4－84）

(十)拔伸頸項部

受術者仰臥位，術者一手扶住後枕部，一手托住下頜部，雙手緩緩用力拔伸頸項部三～五次。（圖4－85）

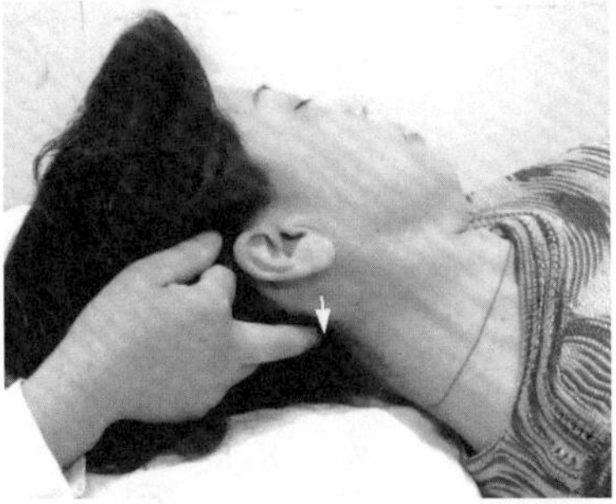

圖 4-83

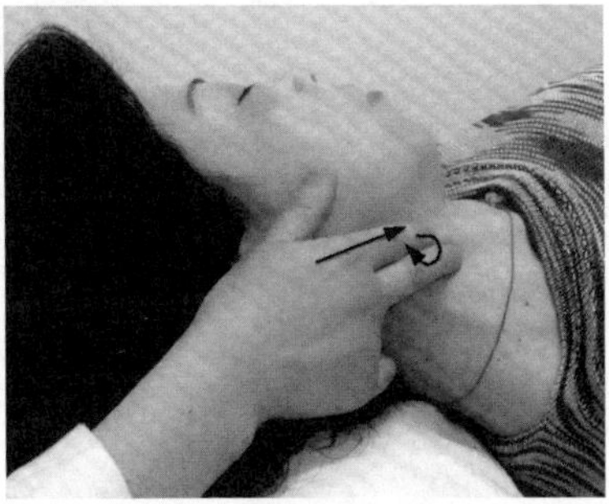

圖 4-84

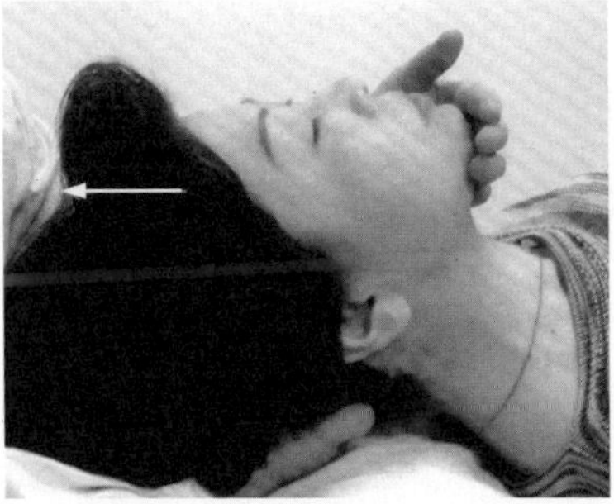

圖 4-85

（十一）拿肩井穴

受術者仰臥位，術者先用拇指和其餘四指捏揉頸肩兩側三～五遍，然後拿肩井穴五～十次。（圖4－86）

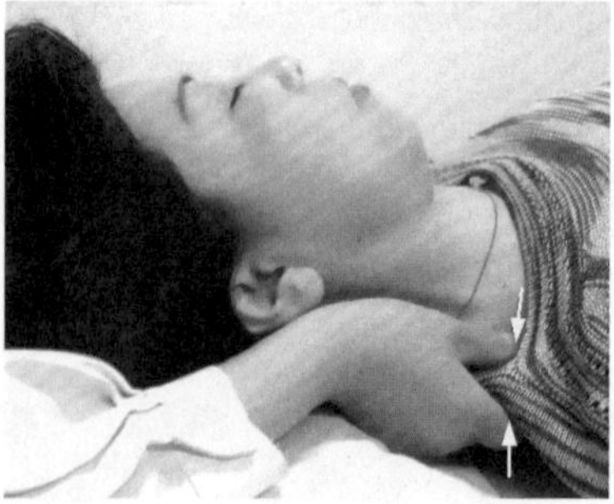

圖 4-86

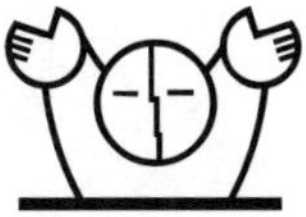

頭臉部疾病按摩法

按摩美容保健，具有治療及保健的雙重功效。我國的按摩美容保健雖然歷史悠久，在古典醫籍中早有記載，然而我國的美容業從八十年代初才開始逐漸興起；而作為按摩美容保健法當時還僅僅限於防治顏面皺紋，消除眼袋等保健美容的範圍。

近二十年來，經各級美容醫師，或美容大師的不斷努力，在按摩美容保健方面進行實踐、挖掘及創新，按摩美容保健得到了比較大的發展，應用的範圍越來越廣。目前，除了按摩保健以預防疾病強身健體外，許多顏面缺陷或損傷容貌性疾病可以透過按摩的方法得到較有效的糾正或治療，如黃褐斑、雀斑、眼瞼下垂、皺紋、面癱等。

一、黃褐斑

黃褐斑是一種以臉部發生黃褐斑片為特徵的皮膚病。常見於妊娠婦女或肝病患者，故又稱妊娠斑或肝斑，又因黃褐斑的形狀常似蝴蝶狀，所以又稱蝴蝶斑。

黃褐斑的臨床特點是：其斑的顏色為淡褐色或淡黑色，形狀不規則，對稱地分佈於額、眉、臉頰、鼻等顏面部位皮膚，一般無自覺症狀及全身不適，因好發於臉部，影響美觀。

本病為常見病多發病，好發於青壯年，女性發病率較男性高，兩者之比約為四：一，妊娠婦女尤為多見。一般分娩後三～五個月可自行消退。

本病多由內分泌發生變化所致，因為本病多見於妊娠婦女，分娩後大多自然消失，某些婦女在月經期時，黃褐斑加重。

亦有認為與其他疾病有關，如卵巢、子宮疾病，甲狀腺功能亢進，性機能異常或日光照射等有關。

(一)按摩面頰部

受術者仰臥位，術者以雙手食、中、無、小指指腹塗以按摩乳在雙側面頰部由內向外作環形按摩一～二分鐘。（圖5－1）

(二)分推前額部

受術者仰臥位，術者以雙手拇指指腹從前額正中向兩邊分推，從眉毛上方推至前髮際，二十～三十次。

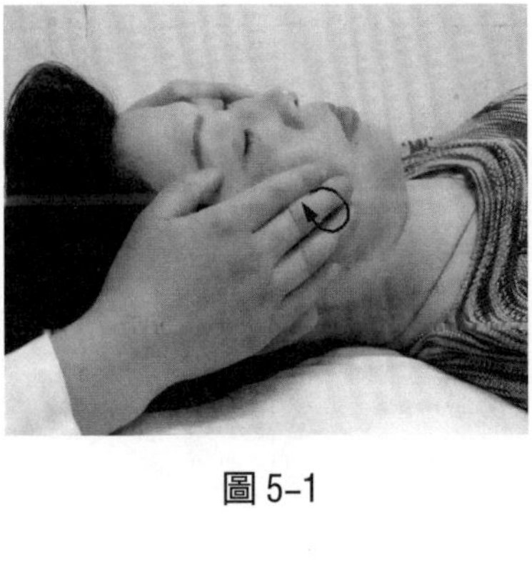

圖5-1

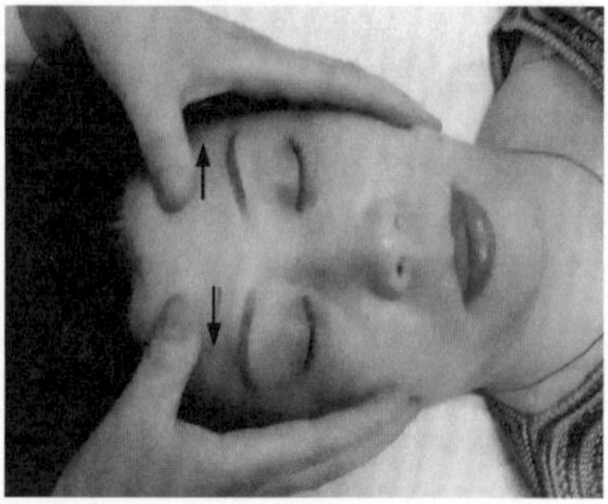

圖 5-2

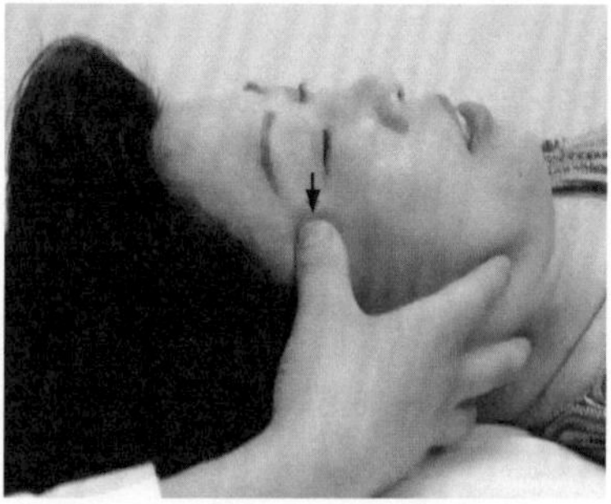

圖 5-3

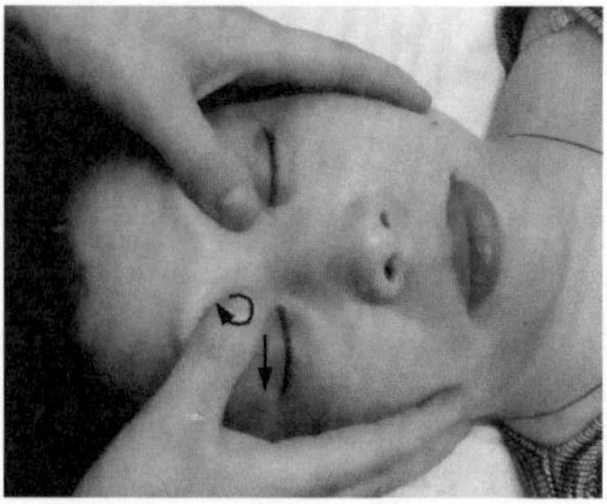

圖 5-4

（圖5—2）

(三)按揉太陽穴

受術者仰臥位，術者以雙手拇指指腹按揉太陽穴半分鐘。（圖5—3）

(四)按摩眼部

受術者仰臥位，術者用雙手拇指從睛明穴開始由內向外揉摩上下眼瞼部二十～三十次。（圖5—4）

（五）按揉眼周腧穴

受術者仰臥位，術者用中指指腹按揉攢竹、魚腰、絲竹空、瞳子髎等穴，每穴半分鐘。（圖5—5）

（六）推抹鼻部

受術者仰臥位，術者用雙拇指指腹自鼻根向下經鼻唇溝向兩側面頰部推抹，反覆操作一～二分鐘。（圖5—6）

（七）按揉迎香穴

受術者仰臥位，術者用雙拇指指腹按揉迎香穴半分鐘。（圖5—7）

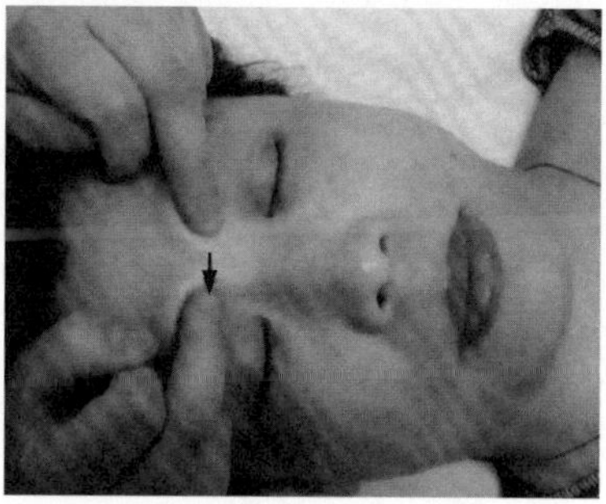

圖 5-5

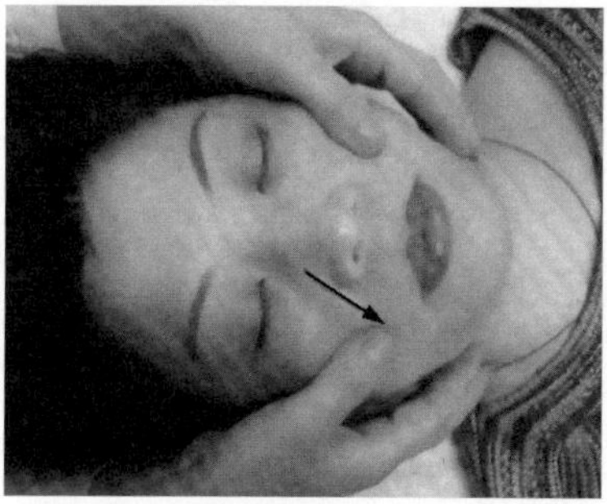

圖 5-6

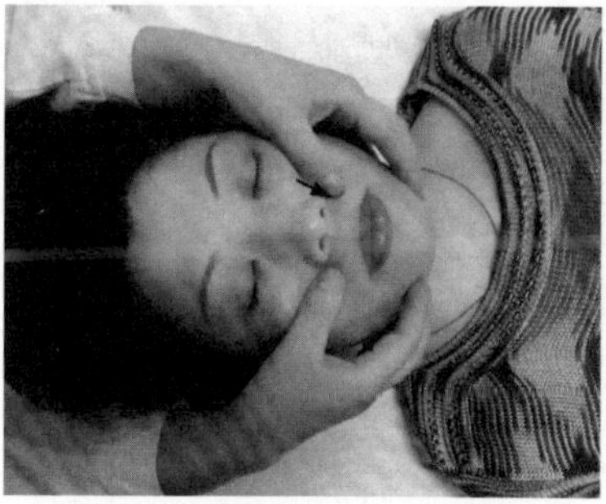

圖 5-7

（八）按揉兩顴部

受術者仰臥位，術者用雙手中指指腹按揉兩顴部二十～三十次。（圖5—8）

（九）摩揉兩腮部

受術者仰臥位，術者用雙手拇指指腹摩揉兩腮部一～二分鐘。（圖5—9）

（十）按揉口唇周圍部

受術者仰臥位，術者用雙手拇指按揉口唇周圍部一～二分鐘。（圖5—10）

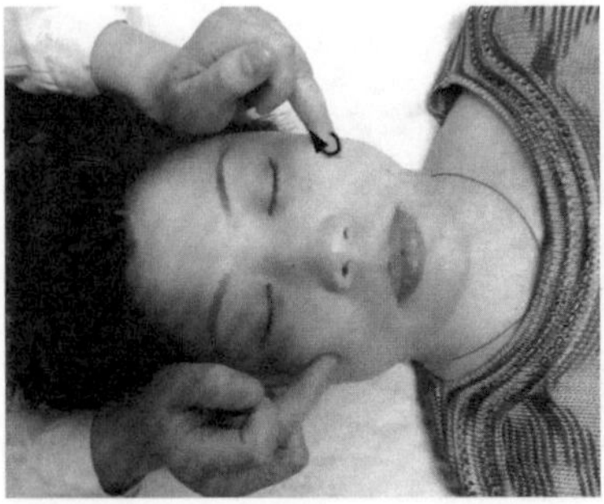

圖 5-8

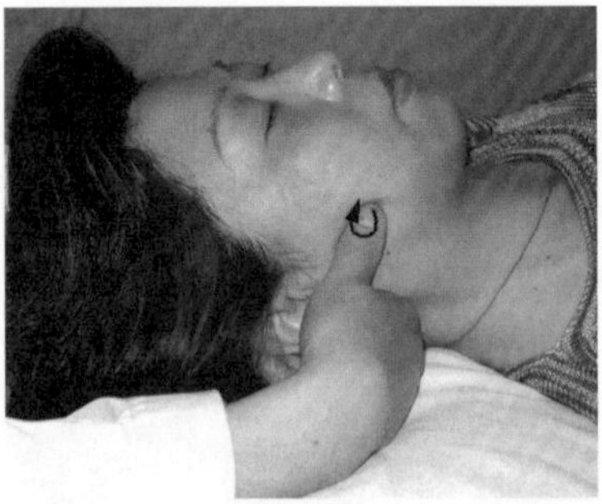

圖 5-9

(十一)按揉頰車穴

受術者仰臥位，術者用中指指腹按揉頰車穴半分鐘。(圖5—11)

(十二)輕拍臉部

受術者仰臥位，術者用雙掌掌心輕輕拍打臉部約一～二分鐘。(圖5—12)

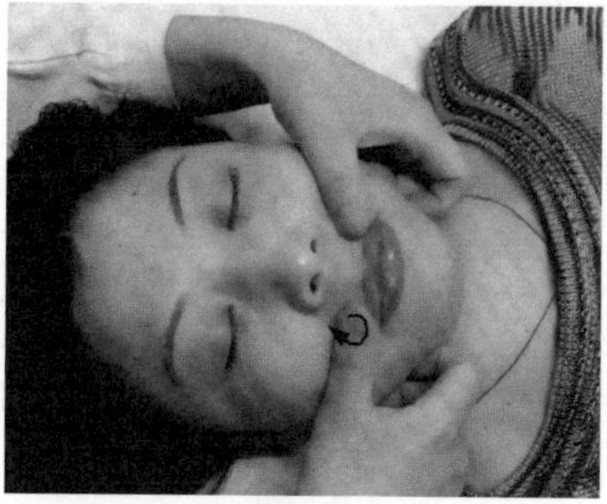

圖 5-10

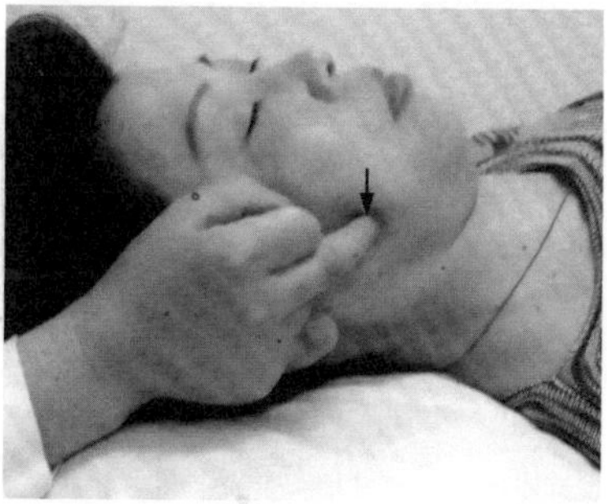

圖 5-11

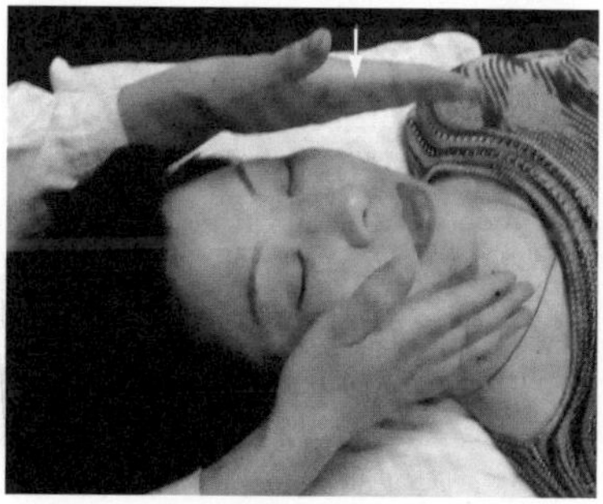

圖 5-12

二、面　癱

面癱又稱臉神經麻痹，中醫稱「口眼喎斜症」，臨床上分為周圍性面癱和中樞性面癱。周圍性面癱的症狀多表現為病側臉部表情肌的癱瘓，起病突然，經數小時或一～二天後發生患者額紋消失、眼瞼閉合不全、流淚、嘴角歪向健側、口角下垂、鼻唇溝變淺；漱口刷牙時，水從患側口角外流；吃飯時，食物停留在病側面頰與牙齒之間；說話漏氣；不能吹口哨和示齒。

病因病理方面，多認為是病變側耳後受涼而使位於臉神經管內的臉神經出現急性非化膿性炎症所致，本病會發生於任何年齡，以男性青壯年發病率較高。

中樞性面癱其症狀特點是：癱瘓僅限於顏面下部的肌肉，額紋存在不消失，眼瞼能閉合，口角歪斜，常伴有三偏症狀（偏癱、偏盲、偏身感覺障礙），發病原因多因腦血管意外和腦腫瘤引起。按摩方法如下。

(一)推印堂

受術者仰臥位，術者用雙手拇指指腹交替推印堂穴至前髮際二十～三十次。

（圖5—13）

（二）分推前額部

受術者仰臥位，術者用雙手拇指指腹分推前額二十～三十次。（圖5—14）

（三）按揉太陽穴

受術者仰臥位，術者用雙手拇指指腹按揉雙側太陽穴半分鐘。（圖5—15）

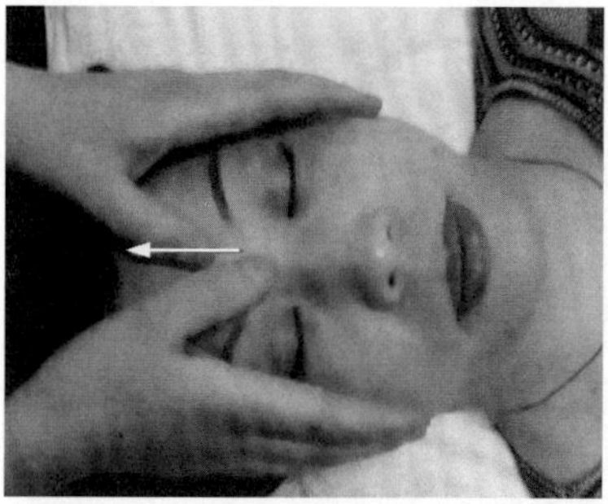

圖 5-13

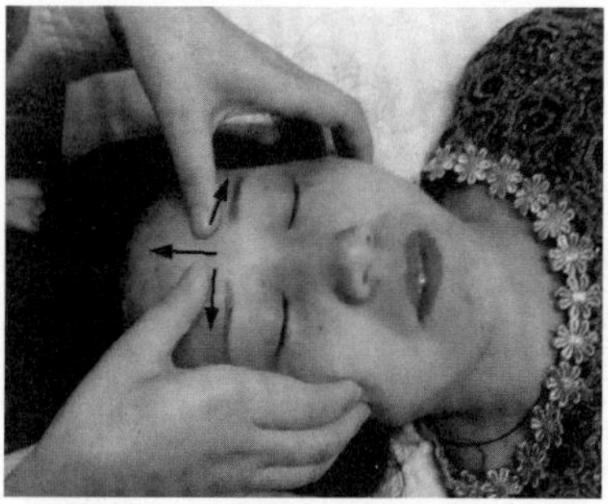

圖 5-14

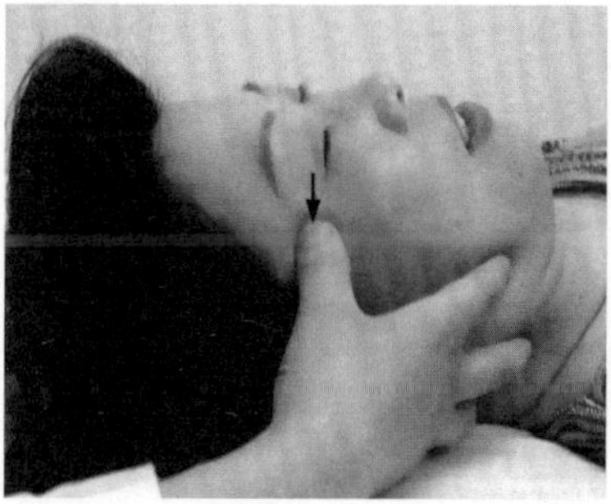

圖 5-15

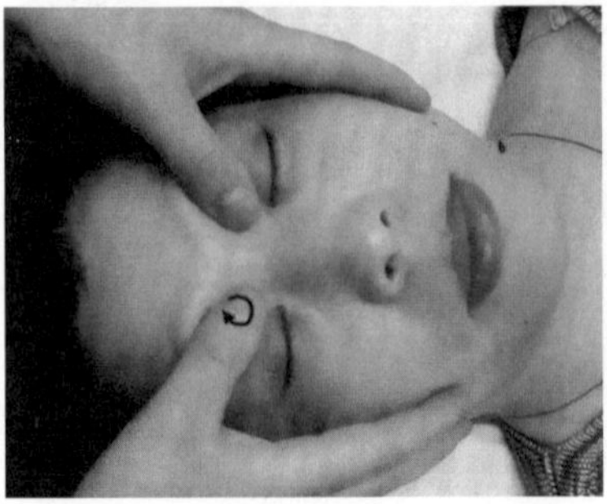

圖 5–16

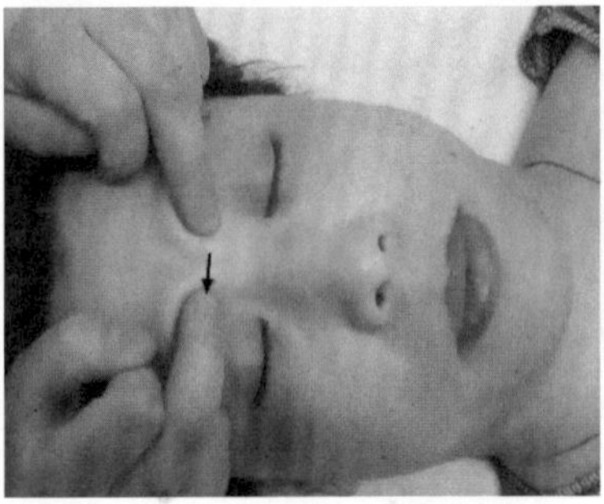

圖 5–17

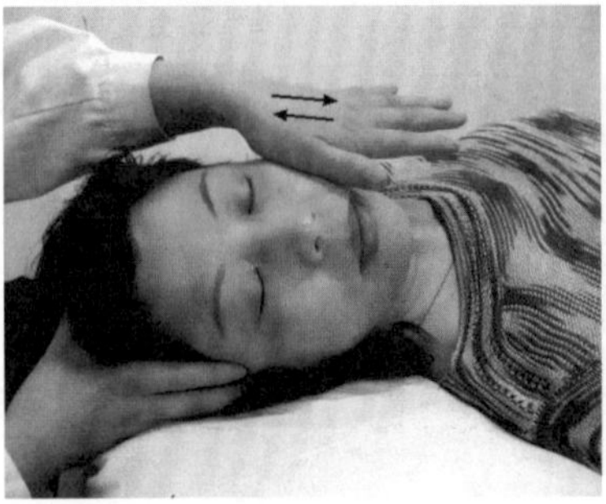

圖 5–18

(四)摩眼眶

受術者仰臥位，術者用雙手拇指指腹從睛明穴開始，沿著眼眶的下緣，慢慢向目外眥推摩，然後再沿著眼眶上緣，慢慢推回睛明穴，反覆操作二十～三十次。（圖5—16）

(五)按揉睛明、攢竹、魚腰、絲竹空、瞳子髎、四白穴

受術者仰臥位，術者用拇指羅紋面按揉睛明、攢竹、魚腰、絲竹空、瞳子髎、

四白穴，每穴半分鐘。（圖5—17）

㈥推擦臉頰部

受術者仰臥位，術者用大魚際推擦臉頰部，反覆操作，使臉頰部發熱為止。（圖5—18）

㈦捏揉臉部

受術者仰臥位，術者用拇、食、中指指腹捏揉患者臉部肌肉二十～三十遍。（圖5—19）

㈧按揉迎香穴

受術者仰臥位，術者用中指指腹按揉迎香穴半分鐘。（圖5—20）

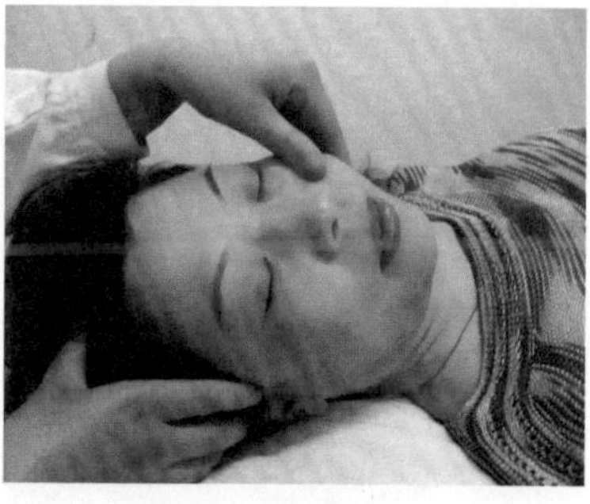
圖 5-19

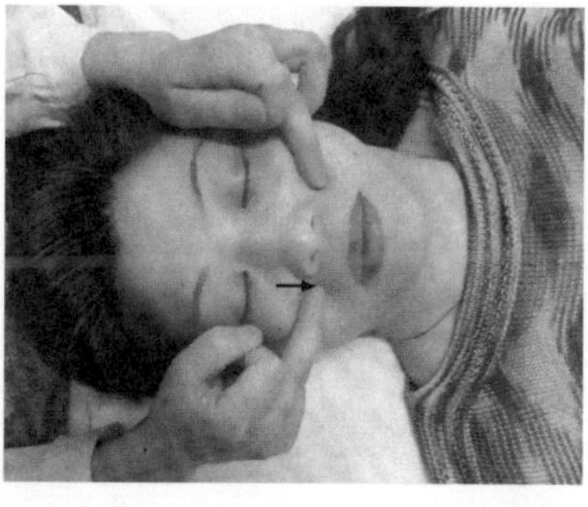
圖 5-20

(九)掐揉人中穴

受術者仰臥位，術者用大拇指甲掐揉人中穴十~二十次。(圖5—21)

(十)按揉承漿穴

受術者仰臥位，術者用中指按揉承漿十~二十次。(圖5—22)

(十一)分推地倉穴

受術者仰臥位，術者用食、中指併攏，同時從承漿穴分別向兩口角推至地倉穴，再從地倉穴推至人中穴，反覆操作十~二十遍。(圖5—23)

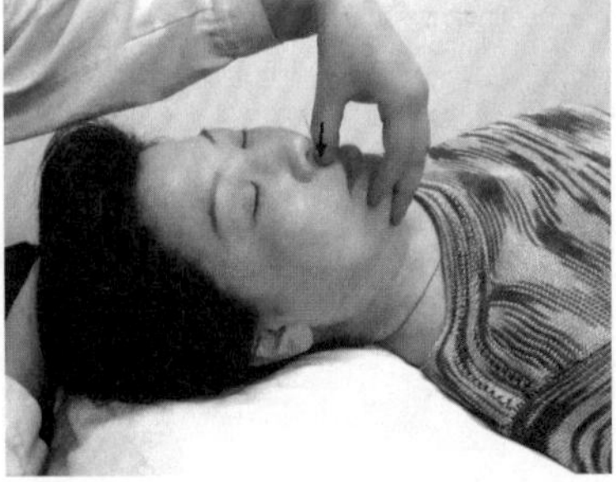

圖5-21

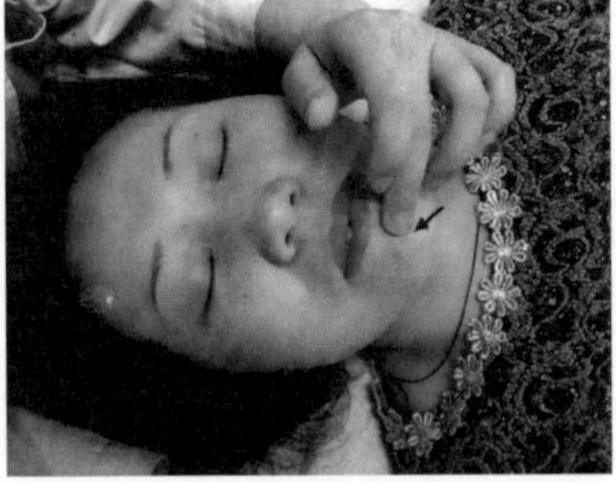

圖5-22

（十二）按揉下關、頰車穴

受術者仰臥位，術者用拇指指腹按揉下關、頰車穴，每穴半分鐘。（圖5—24）

（十三）按揉風池穴

受術者仰臥位，術者用中指指腹按揉風池穴一分鐘。（圖5—25）

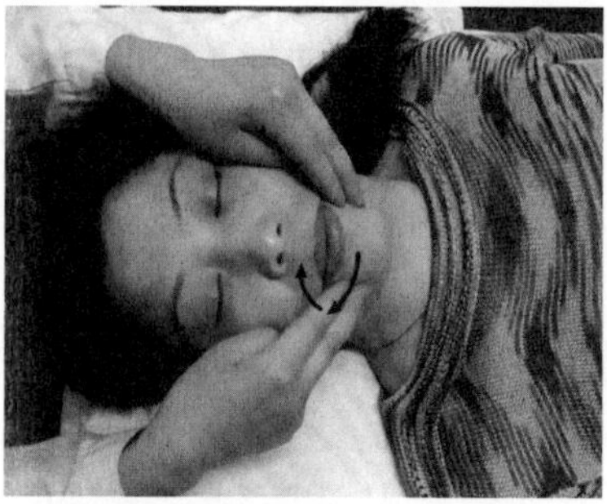

圖 5-23

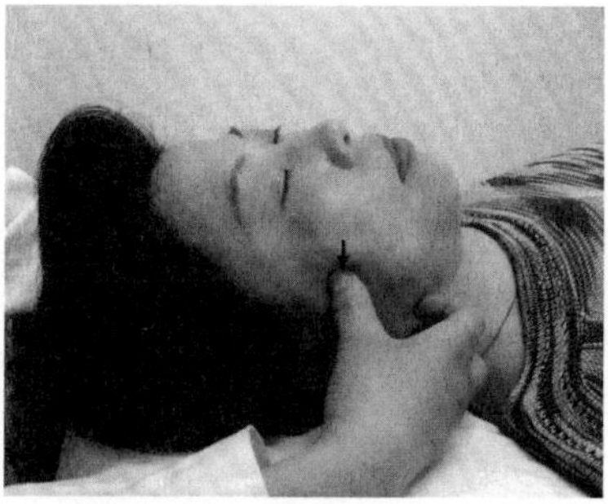

圖 5-24

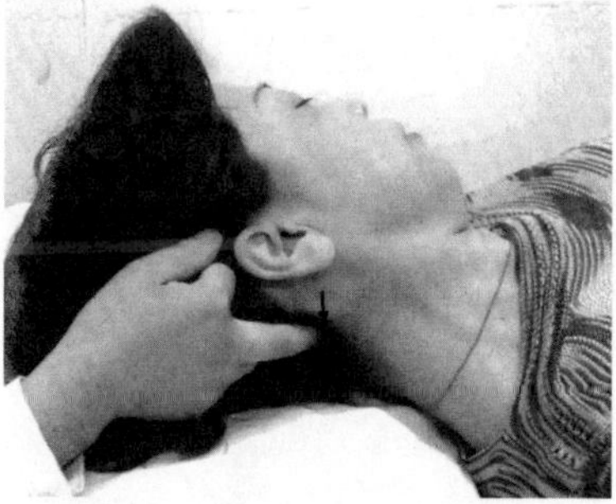

圖 5-25

(十四)按揉合谷穴

受術者仰臥位，術者用拇指指腹按揉合谷穴一分鐘。（圖5－26）

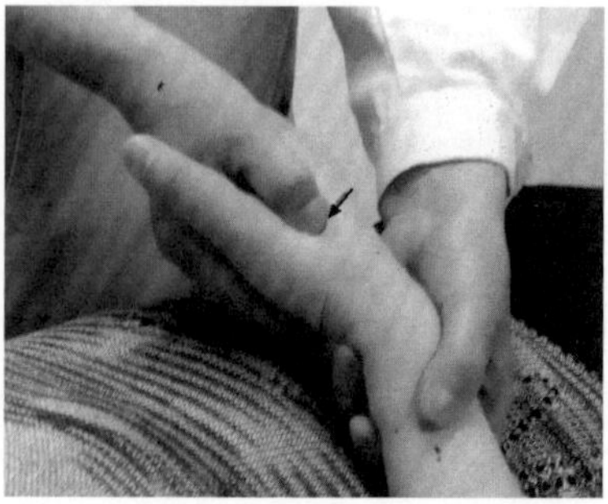

圖 5-26

三、痤瘡

痤瘡俗稱「粉刺」或叫「青春痘」，是青少年中最常見的毛囊皮脂腺的炎症性皮膚病。自青春發育期後，大多數人都會在臉部或其他部位生過痤瘡，只是有些人痤瘡不嚴重，數目較少，出現的時間也較短，一般在二十四～二十五歲以後就自然痊癒了。但有的則症狀嚴重，數目多，滿臉都是，甚至出現膿瘡、囊腫或瘢痕，出現時間較長，確實影響面容。

痤瘡主要好發於臉部多脂部位，如臉頰、鼻前端兩側及額、下巴等處，多呈散佈的粟粒，綠豆大小的隆起，胸背部皮脂腺豐富的部位亦可發生，常呈對稱性分佈，最初為毛囊口栓塞或角化過度，皮脂腺排出不暢，在毛囊口內壅滯而使局部隆起，形成所謂「粉刺」。

「粉刺」可分為閉鎖性和開放性，開放性粉刺為角蛋白和類脂質形成的毛囊性脂栓，其表面脂肪酸經空氣氧化和外界灰塵混雜成為黑色，擠壓後可見黑頭的黃白色脂栓排出，故稱為「黑色粉刺」。

閉鎖性粉刺為灰白色小丘疹，不易見毛囊口，也不易排出脂栓，表面無黑點，故稱為白頭粉刺。患者皮脂分泌旺盛，表現為面部多油，自感面部油膩或發癢。

在病情的發展過程中，粉刺的周圍由於炎症反應及微生物或毛囊蟲的作用，可演變成膿瘡，膿腫及瘢痕等。有些病人病程較長，症狀時輕時重或時好時發。

痤瘡主要發生在十五～三十歲的年輕人，男女均有，一般男多於女，痤瘡一般在二十五～三十歲以後逐漸減輕而自癒，但也有年過四十歲而仍遷延不癒的。

引起痤瘡的原因，多認為在遺傳因素的條件下，加上雄性激素分泌增加和毛囊口內的痤瘡棒狀桿菌、白色葡萄球菌、毛囊蟲等微生物的作用所致。

除此之外，亦可因攝入高脂飲食、高糖、過多吃辛辣食品、飲高度酒、消化功能紊亂、長期便秘、長期服用溴化物、碘化物及皮質激素等均可能引起痤瘡的發生。其按摩方法如下。

（一）掌揉臉部

受術者仰臥位，術者用兩手掌塗按摩乳，輕揉臉部從後向前，自上而下的揉十～二十次。（圖5—27）

（二）掌擦臉部

受術者仰臥位，術者用雙掌自下而上擦臉，以臉部有熱感為宜。（圖5—28）

（二）按揉印堂穴

受術者仰臥位，術者用拇指指腹按揉印堂穴半分鐘。（圖5—29）

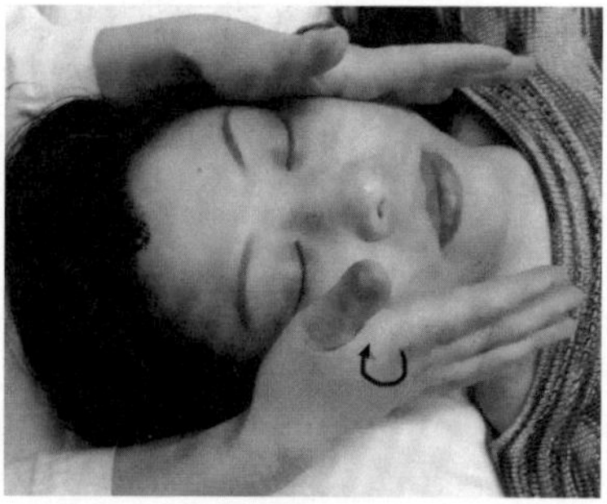

圖 5–27

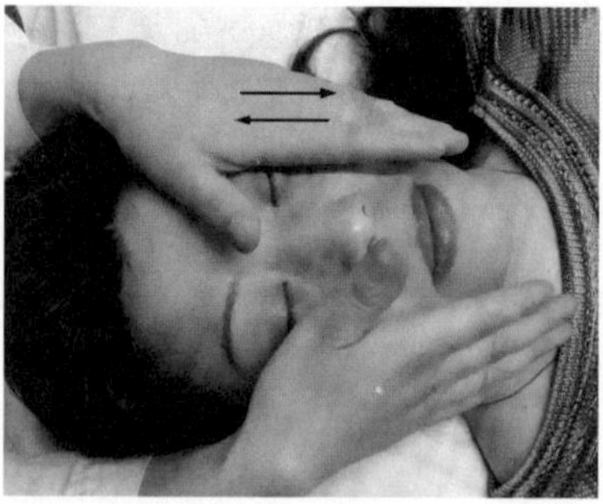

圖 5–28

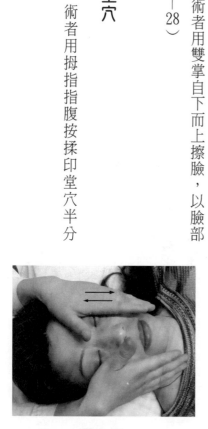

(四)分推太陽穴

受術者仰臥位，術者用雙拇指指腹分推太陽穴至率谷穴十～二十次。（圖5—30）

(五)點按下關穴

受術者仰臥位，術者用雙手拇指穴點按下關穴十～二十次。（圖5—31）

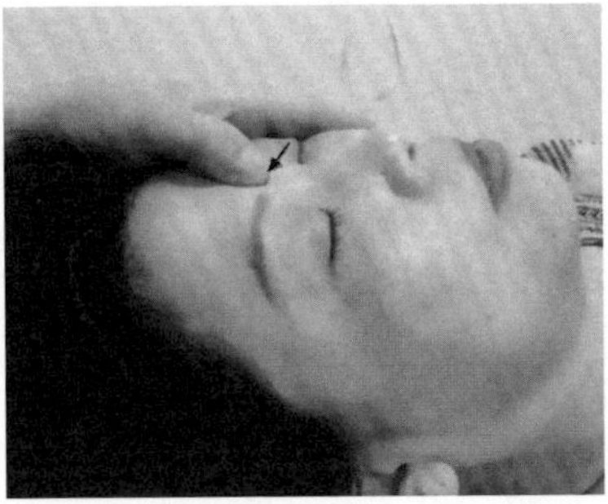

圖 5-29

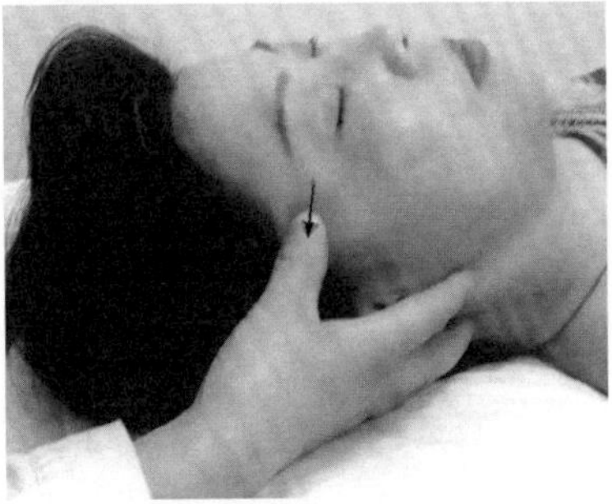

圖 5-30

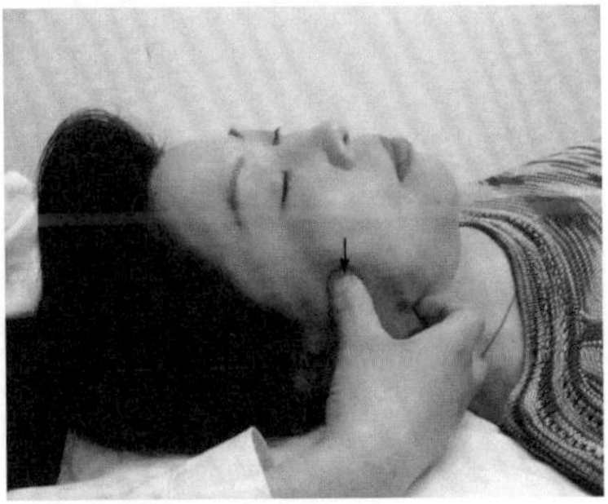

圖 5-31

(六)點按頰車穴

受術者仰臥位，術者用拇指指腹點按頰車穴十～二十次。（圖5—32）

(七)按摩巨髎穴

受術者仰臥位，術者用中指指腹按摩巨髎穴半分鐘。（圖5—33）

(八)按揉顴髎穴

受術者仰臥位，術者用中指指腹按揉顴髎穴半分鐘。（圖5—34）

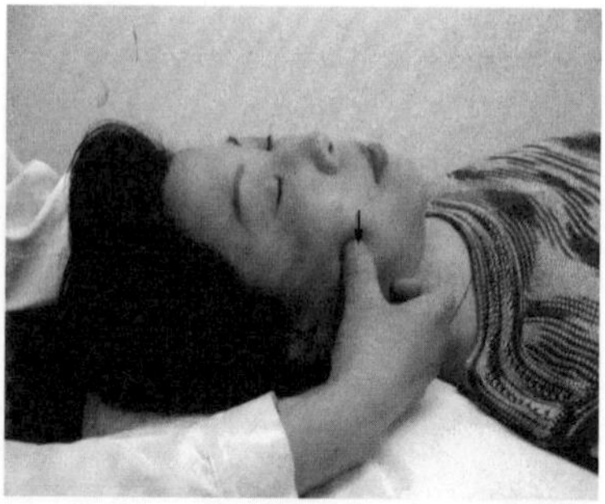

圖 5-32

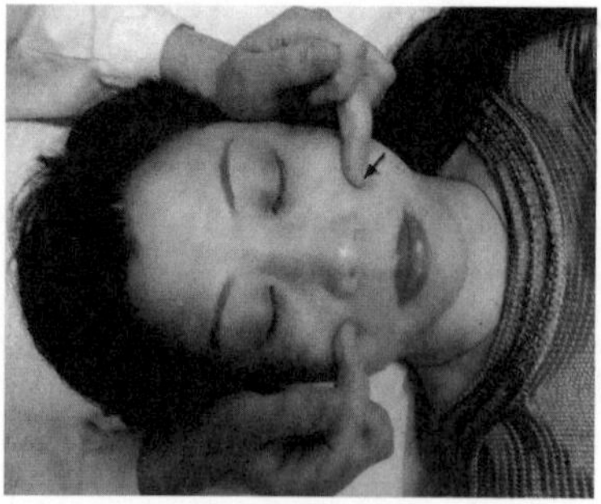

圖 5-33

（九）按揉足三里穴

受術者仰臥位，術者用雙拇指指腹按揉足三里穴一分鐘。（圖5—35）

（十）按揉曲池穴

受術者仰臥位，術者用雙拇指指腹按揉曲池穴一分鐘。（圖5—36）

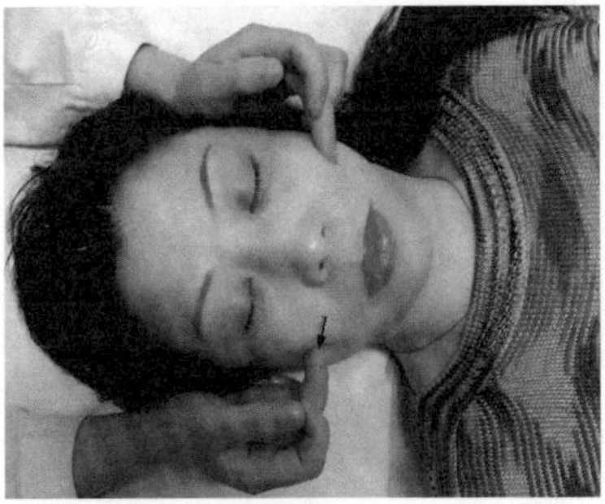

圖 5-34

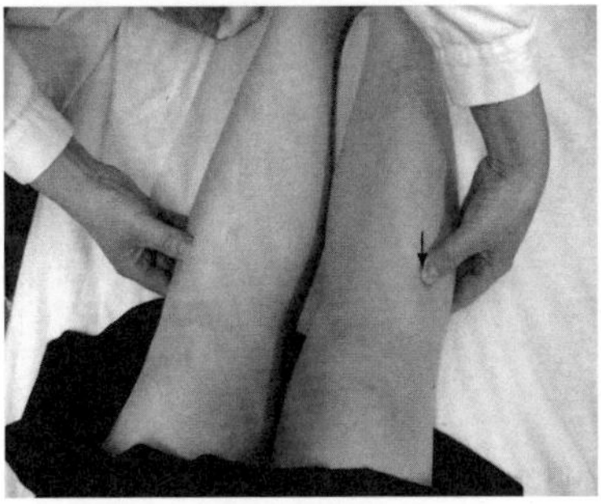

圖 5-35

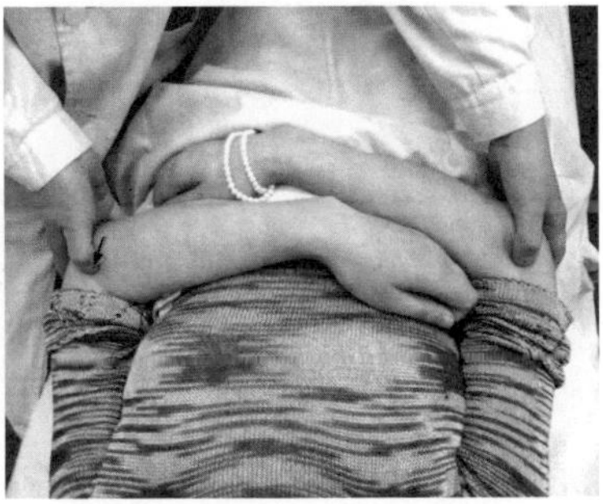

圖 5-36

(十一)按揉合谷穴

受術者仰臥位，術者用雙拇指指腹按揉合谷穴一分鐘。(圖5—37)

(十二)按揉肺俞穴

受術者俯臥位，術者用食、中指按揉肺俞穴一分鐘。(圖5—38)

(十三)按揉脾俞穴

受術者俯臥位，術者用食、中指按揉脾俞穴一分鐘。(圖5—39)

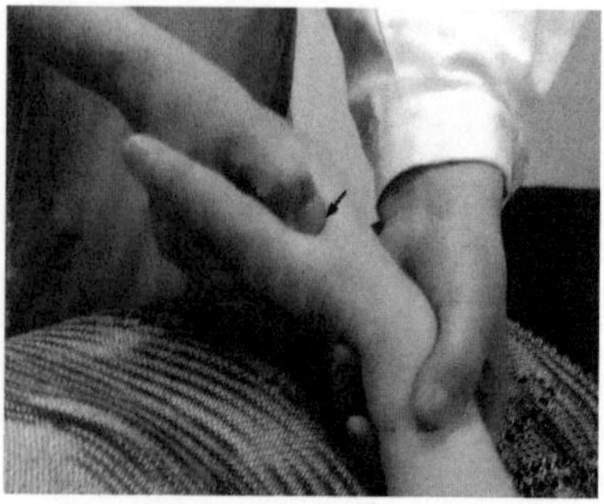

圖 5–37

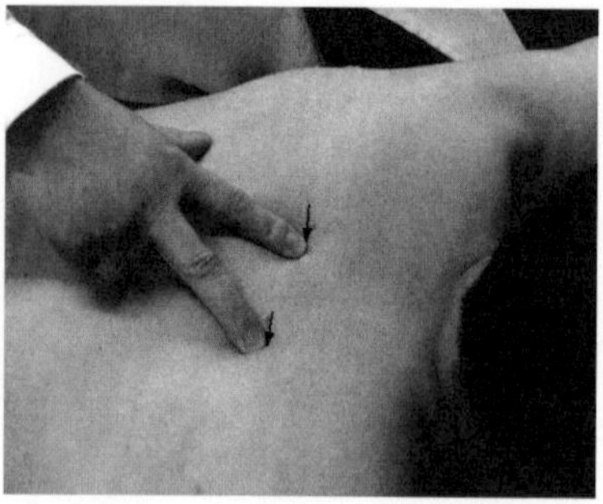

圖 5–38

(十四)按揉胃俞穴

受術者俯臥位,術者用食、中指按揉胃俞穴一分鐘。(圖5—40)

(十五)按揉三焦俞穴

受術者俯臥位,術者用食、中指按揉三焦俞穴一分鐘。(圖5—41)

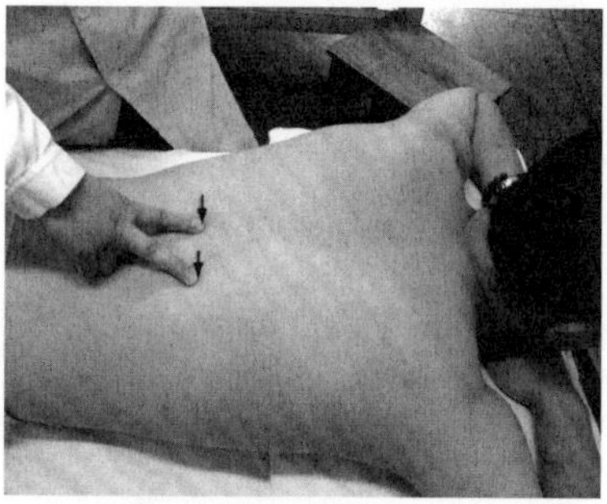
圖 5-39

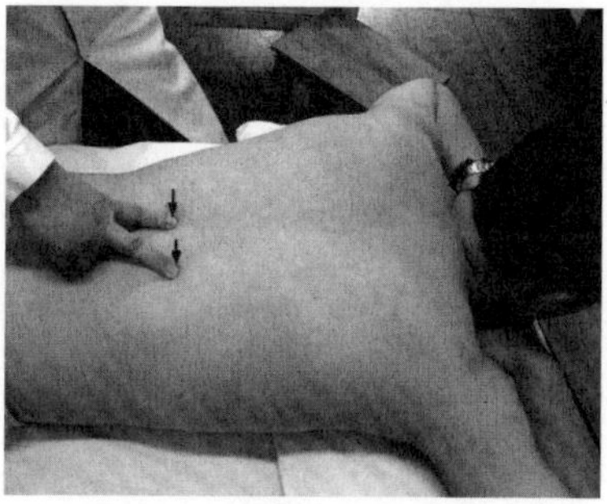
圖 5-40

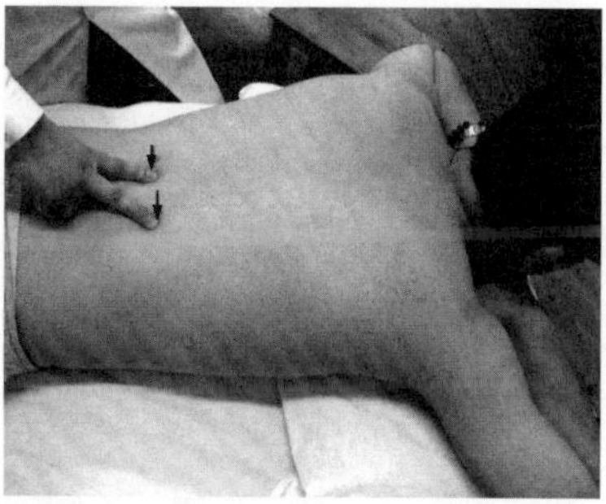
圖 5-41

(十六) 按揉大腸俞穴

受術者俯臥位，術者用食、中指按揉大腸俞穴一分鐘。(圖5—42)

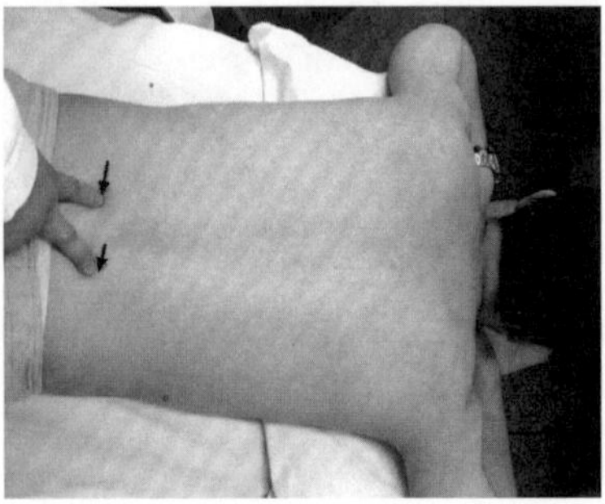

圖 5-42

四、雀斑

雀斑是一種以皮膚發生褐色斑點為特徵的皮膚病。因其色如同鳥雀卵上之斑點，故名雀斑。

本病較為常見，多有家族病史，發病年齡最早的在二~三歲左右，一般始發於學齡前，隨年齡增長而逐漸增多，至青春期以後可達頂峰，女性多於男性。

該病以鼻臉部發生黃褐斑點為主要臨床特點，常發於暴露部位，如鼻臉、手背、頸等處，對稱分佈，皮損為針尖至綠豆大小淡褐或深褐斑點，日曬後會呈淡黑色。界線清楚，邊緣整齊，圓形或橢圓形，斑點疏密不一，但不會融合，表面光滑，無鱗屑及滲出，局部無癢痛。雀斑顏色的深淺及數目的多少，因人而異，常與日曬有關。雀斑的病因與機理比較複雜，至今仍不十分清楚，大多數學者認為雀斑可能是一種常染色體顯性遺傳性疾病。此外，雀斑患者在受到過強日光照射後，其皮損處的黑色顆粒明顯增多，其黑色素細胞數目雖然不增加，但其多巴染色更為深重，所以，暴露部位的皮損日曬後更重。按摩方法如下。

（一）推抹鼻部

受術者仰臥位，術者用雙手中指指腹從睛明穴開始向下推抹至迎香穴，反覆操作二十～三十次。（圖5－43）

（二）按揉印堂穴

受術者仰臥位，術者用拇指指腹按揉印堂穴半分鐘。（圖5－44）

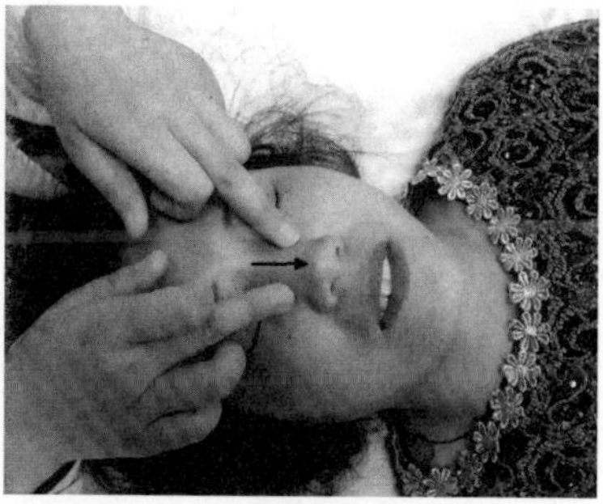

圖5-43

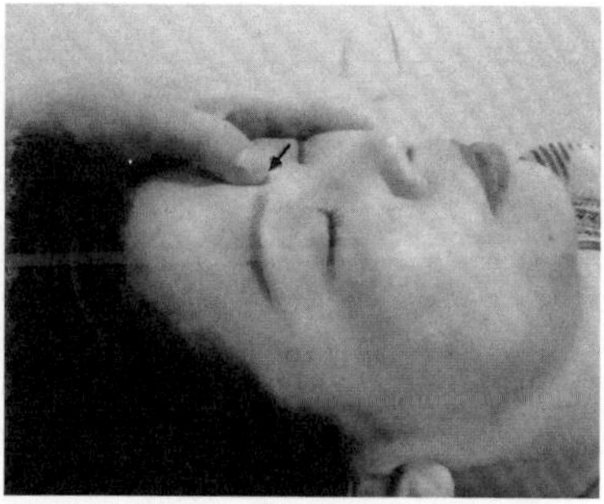

圖5-44

(三)點按四白穴

受術者仰臥位，術者用拇指指腹點按四白穴半分鐘。（圖5—45）

(四)揉摩顴髎部

受術者仰臥位，術者用大魚際揉摩顴髎部五十～一百次。（圖5—46）

(五)按揉內關穴

受術者仰臥位，術者用拇指指腹按揉內關穴半分鐘。（圖5—47）

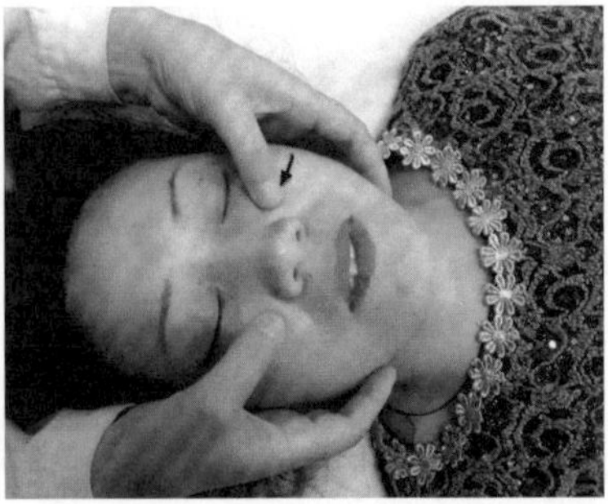

圖 5-45

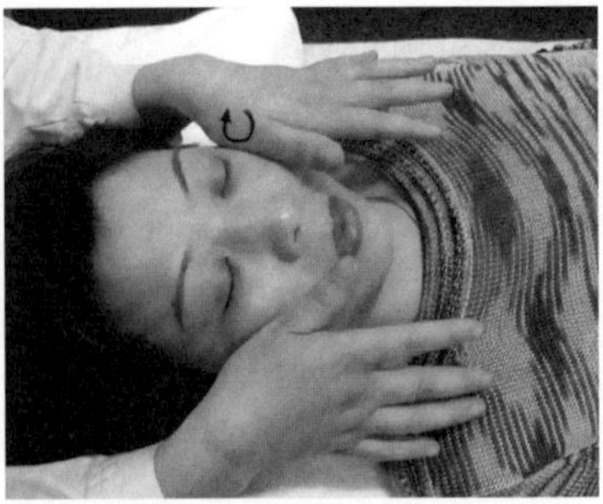

圖 5-46

(六)按揉足三里穴

受術者仰臥位，術者以雙拇指指腹按揉足三里穴一～二分鐘。（圖5—48）

(七)按揉光明穴

受術者仰臥位，術者以雙拇指指腹按揉光明穴一分鐘。（圖5—49）

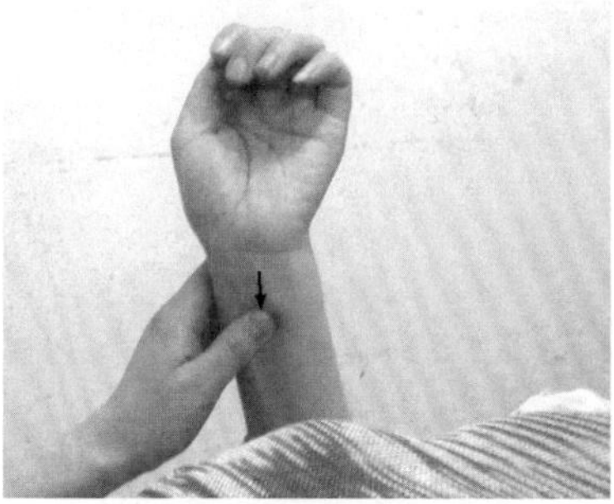

圖 5–47

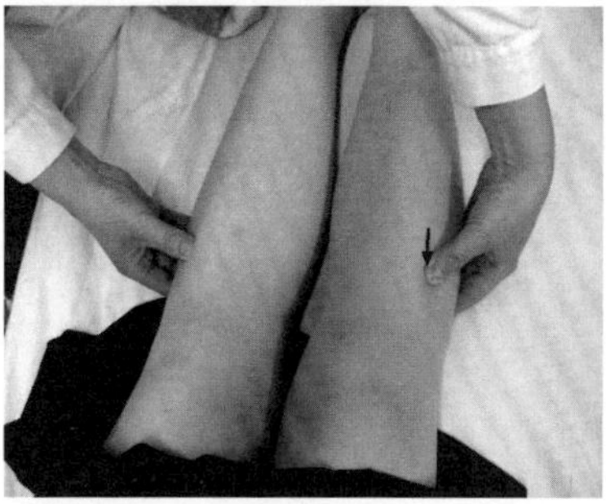

圖 5–48

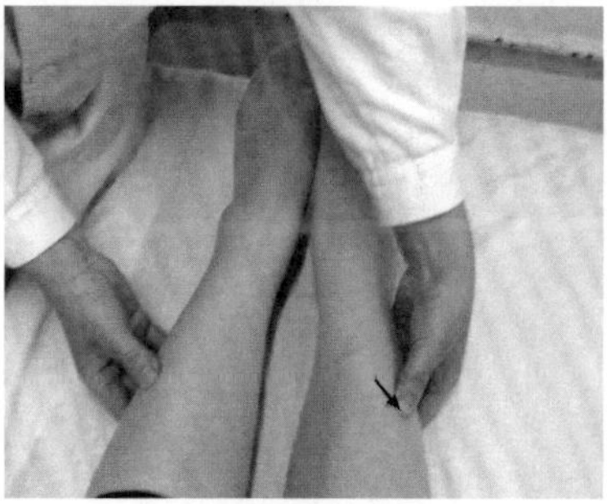

圖 5–49

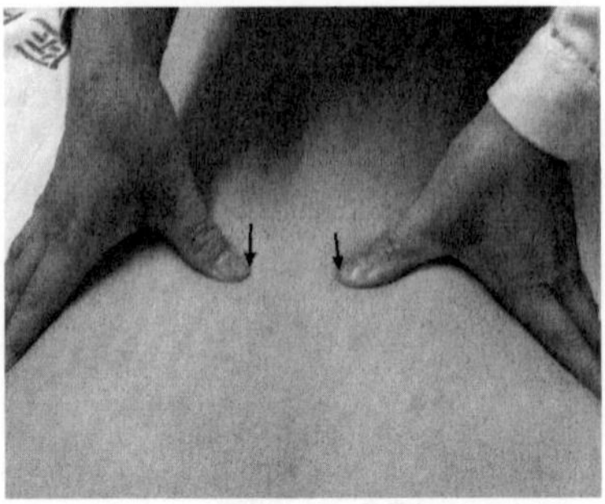

圖 5-50

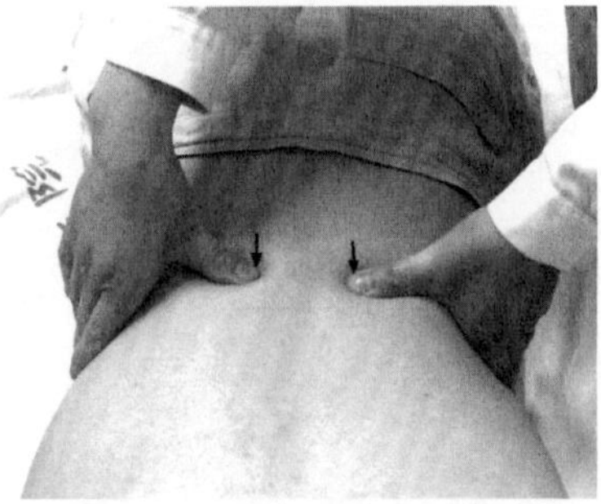

圖 5-51

(八)點按肝俞穴

受術者俯臥位，術者以雙拇指指腹按揉肝俞穴一分鐘。（圖5—50）

(九)點按腎俞穴

受術者俯臥位，術者以雙拇指指腹按揉腎俞穴一～二分鐘。（圖5—51）

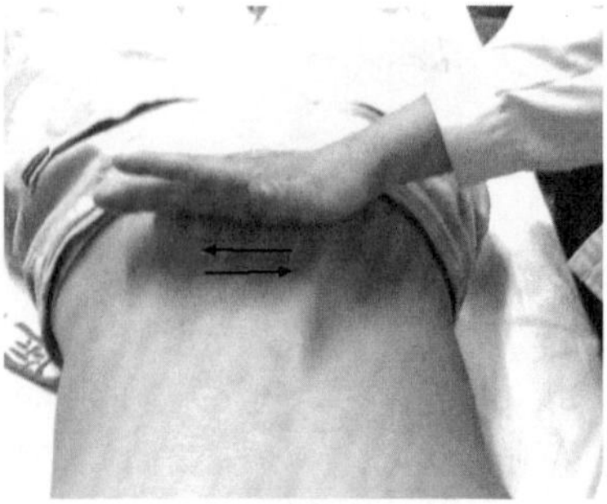

圖 5-52

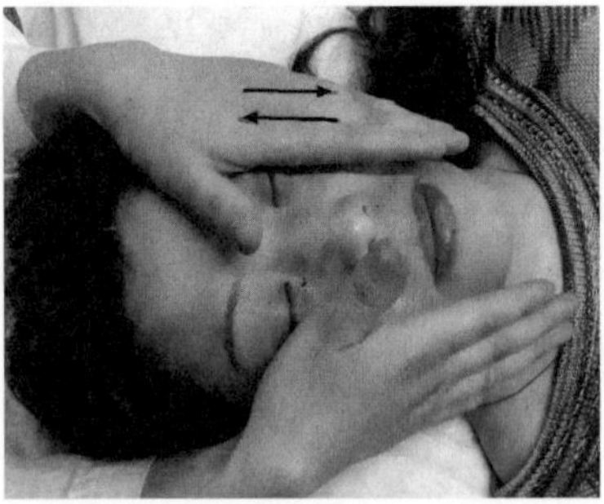

圖 5-53

(十)掌擦腰骶部

受術者俯臥位，術者側掌部塗按摩乳，在腰骶部施以側掌擦法，以透熱為度。(圖5—52)

(十一)擦浴臉部

受術者仰臥位，術者先將雙手掌搓熱，擦浴整個臉部。(圖5—53)

五、白　髮

白髮是一種以頭髮部分或全部變白為特徵的皮膚病，本病可分為先天性、後天性白髮兩種，先天性白髮可見於白化病及某些遺傳性綜合徵。後天性白髮可表現為局限性斑狀白髮，或為白髮夾雜於正常黑髮之中，亦可以全部黑髮變白。

本病以頭上毛髮部分或全部變白為主要臨床表現，白髮主要是由於毛囊色素細胞的酪氨酸酶失去活性，以致毛幹中的色素細胞大量減小，乃至完全消失。

黑色素的減少或消失，毛髮就缺乏黑顏色，同時在毛髮中原先被色素顆粒填充的地方，逐漸被空氣所代替，空氣泡可產生光的反射而發白。

老年人頭髮由黑逐漸變白，這是人體自然規律的衰老表現。對於青年人來說，白髮可能是先天性的，如白化病患者的白髮，也可能是遺傳所致。

此外，白髮也與營養狀況、精神因素、內分泌功能失調及長期患慢性疾病等均有密切關係。按摩方法如下。

(一)梳理秀髮

受術者仰臥位，術者以雙手五指梳理秀髮，由前向後梳理，再由頭部正中向兩邊梳理，雙手交替進行三十～五十遍。（圖5－54）

(二)按壓頭部

受術者仰臥位，術者以雙手分別按附在左右髮際處，兩手指腹著力，同時按壓頭部，按壓後逐漸向上至

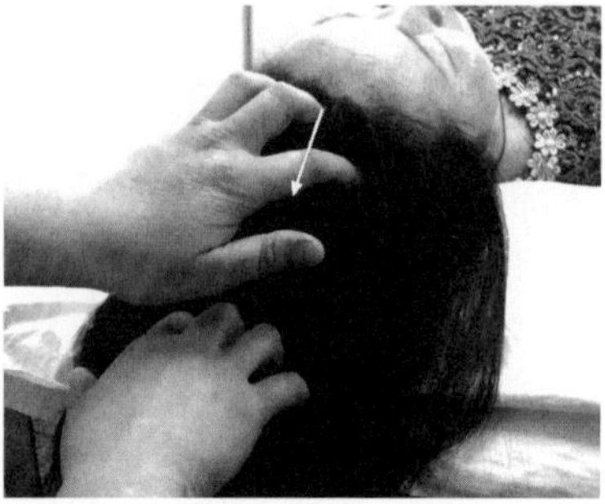

圖 5-54

頭頂正中處，反覆操作十～二十次。（圖5—55）

（三）叩擊頭皮

受術者仰臥位，術者以雙手十指端輕輕叩擊頭皮半分鐘。（圖5—56）

（四）搔抓頭部

受術者仰臥位，術者以雙手指端為著力點，輕快而有節奏地自頭前部向後搔抓頭皮部，反覆操作五～十遍。（圖5—57）

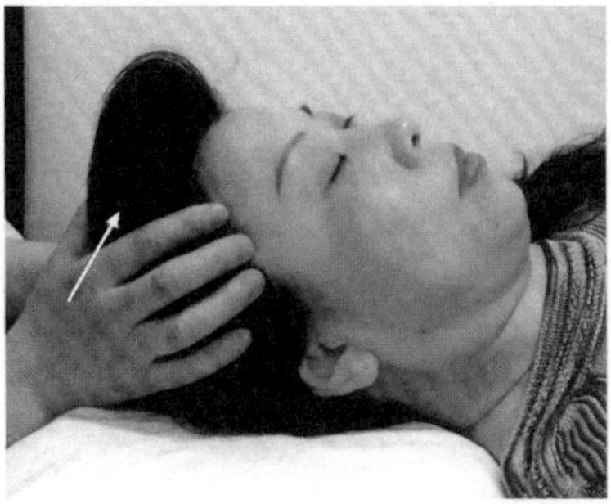

圖 5-55

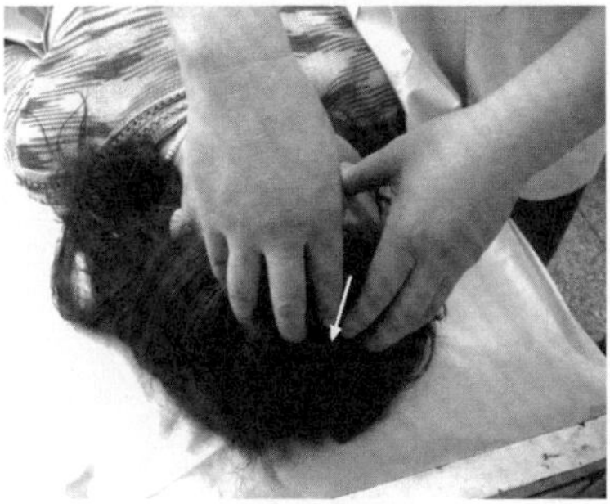

圖 5-56

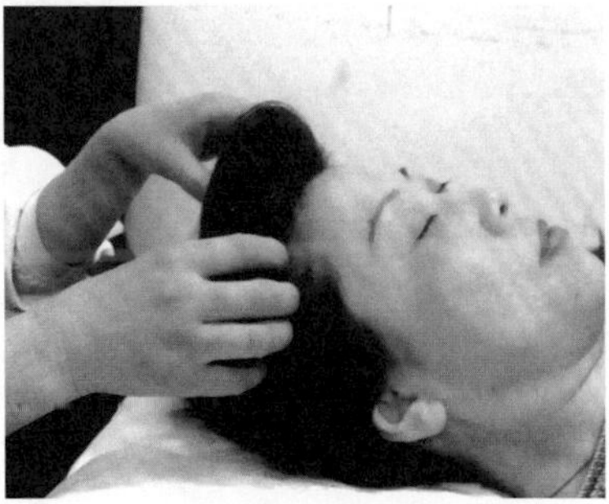

圖 5-57

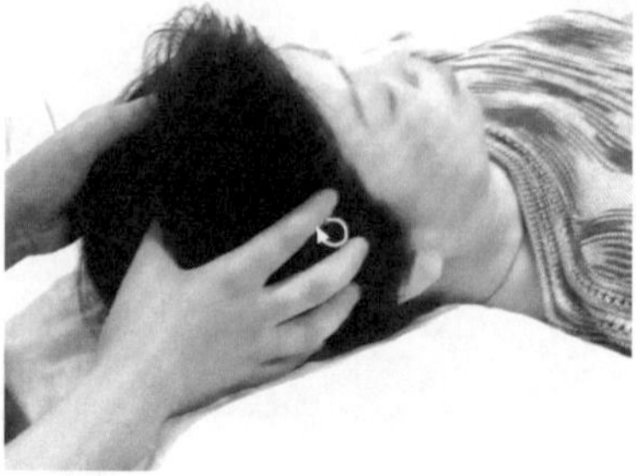

圖 5–58

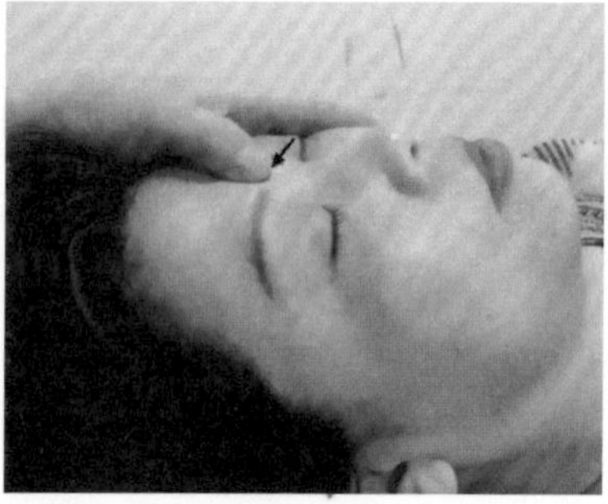

圖 5–59

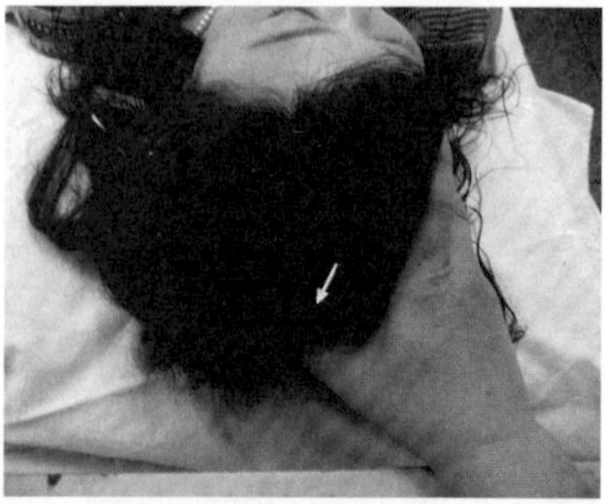

圖 5–60

(五)揉摩頭皮

受術者仰臥位，術者以雙手指指腹自兩顳部開始作小幅度揉摩頭皮，逐漸揉摩至全頭皮一～二分鐘。（圖5—58）

(六)按揉印堂穴

受術者仰臥位，術者以拇指指腹按揉印堂穴半分鐘。（圖5—59）

（七）按揉百會穴

受術者仰臥位，術者以拇指指腹按揉百會穴一分鐘。（圖5—60）

（八）按揉太陽穴

受術者仰臥位，術者以雙手拇指按揉太陽穴半分鐘。（圖5—61）

（九）按揉風池穴

受術者坐位，術者站於受術者身後，一手扶前額，一手拇、食指按揉雙側風池穴半分鐘。（圖5—62）

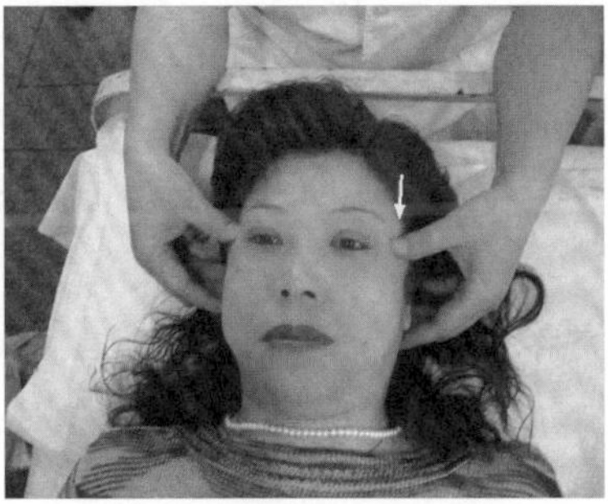

圖 5-61

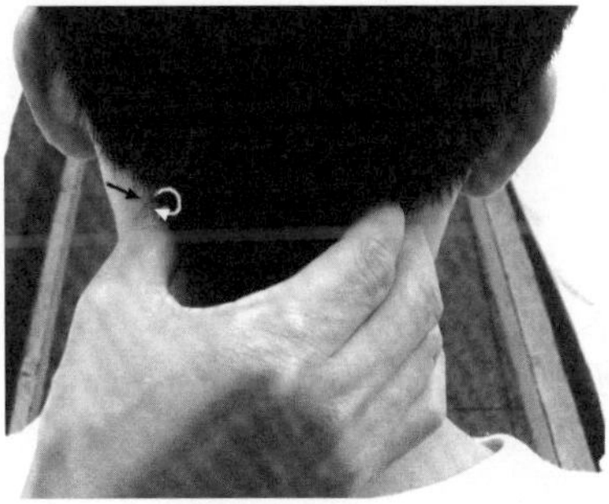

圖 5-62

六、斑 禿

斑禿是一種以毛髮突然發生局限性斑狀禿落，而無自覺症狀為特點的皮膚病。俗稱「鬼剃頭」。

本病為皮膚科的常見病多發病，可發生於任何年齡，以青壯年為多，男女發病率基本相同。發病部位絕大多數在頭皮毛髮處，少數發生在眉毛、鬍鬚等處。病情發生時其進展速度較快，約百分之五至百分之十的患者會在短時期內頭髮全部脫光，稱為全禿，少數患者可累及腋毛、陰毛、鬍鬚及眉毛。病程一般較長，可達數月至數年，有半數以上患者可自癒，但可有反覆發生的傾向。

該病以毛髮成片禿落，頭皮正常而無自覺症狀為主要特徵，斑禿常突然發生，多無自覺症狀，或僅有癢感。最初為局限性圓形或橢圓形斑狀脫髮，直徑一～四公分或更大，數目不等，大小不一，境界明顯；局部皮膚光滑，毛囊口清晰可見，若損害增大時，可互相融合成片，大小不等，形狀不規則。按摩方法如下。

(一)梳理頭髮

受術者仰臥位，術者用五指指腹呈梳狀從前髮際向後梳理頭髮，用力輕柔，以指腹擦動頭皮二～三分鐘。(圖5—63)

(二)按揉百會穴

受術者仰臥位，術者用兩手拇指按揉百會穴一～二分鐘。(圖5—64)

(三)按揉四神聰穴

受術者仰臥位，術者用雙手拇指指腹分別按揉四神聰穴一～二分鐘。(圖5—65)

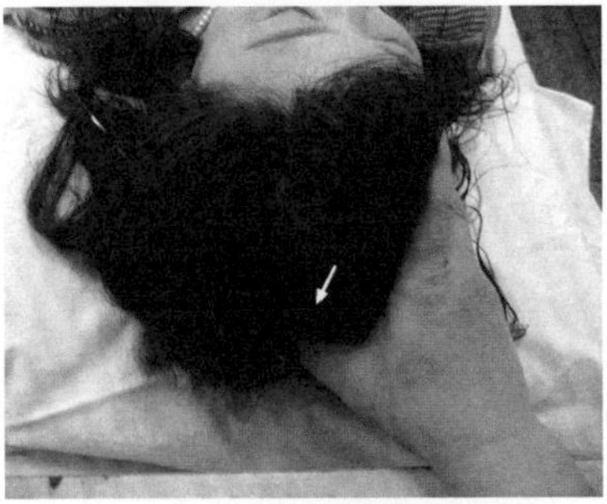

圖 5-64

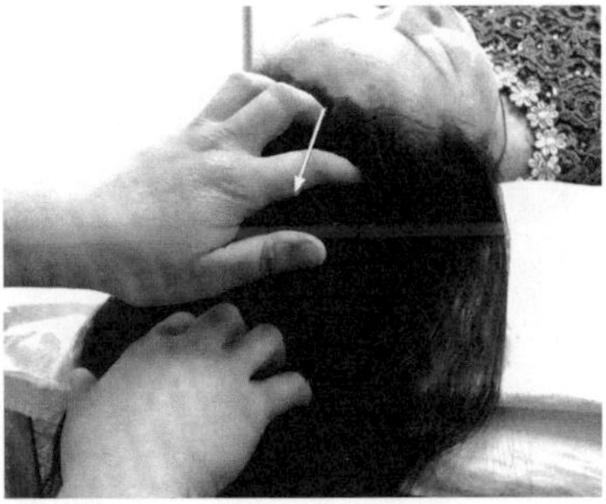

圖 5-63

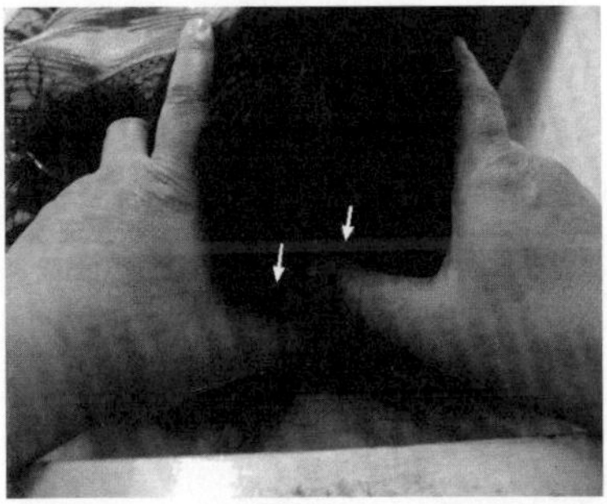

圖 5-65

(四)指點頭部

受術者仰臥位，術者雙手十指端點擊頭部，自前頭向頭頂部，再從頭頂向兩側移動點擊，重點擊點脫髮部位五～十分鐘。（圖5—66）

(五)按揉風池穴

受術者仰臥位，術者雙手中指指腹按揉風池穴一～二分鐘。（圖5—67）

(六)按揉健腦穴(風池穴下五分)

受術者仰臥位，術者用雙手拇指指腹按揉健腦穴一～二分鐘。（圖5—68）

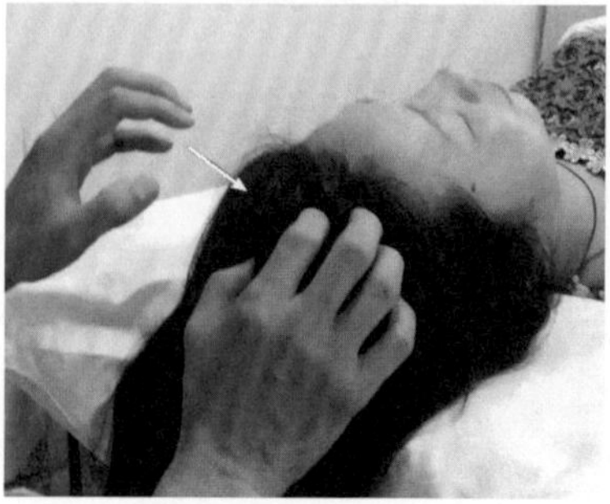

圖 5-66

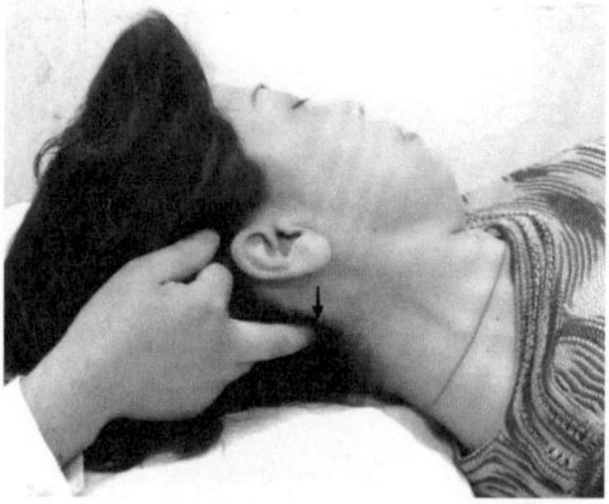

圖 5-67

（七）按揉頭維穴

受術者坐位，術者用雙手拇指按揉兩側頭維穴一～二分鐘。（圖5－69）

（八）按揉上星穴

受術者坐位，術者用拇指按揉上星穴一～二分鐘。（圖5－70）

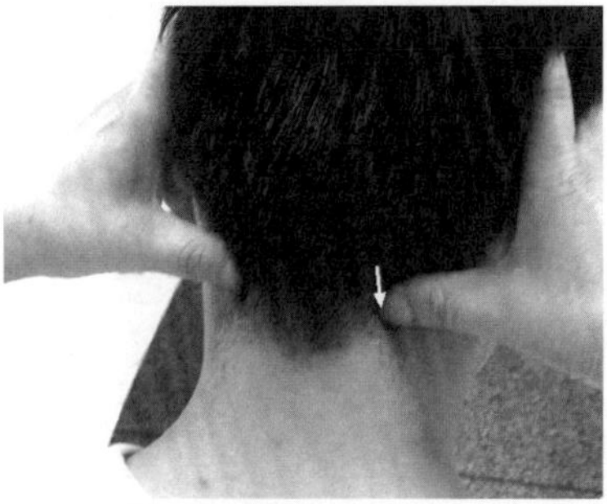

圖 5-68

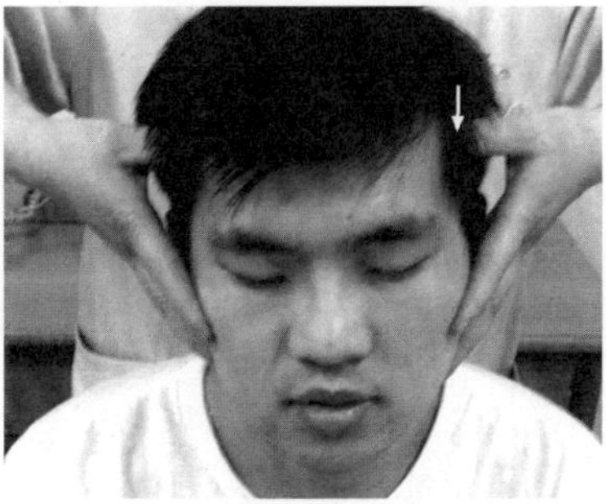

圖 5-69

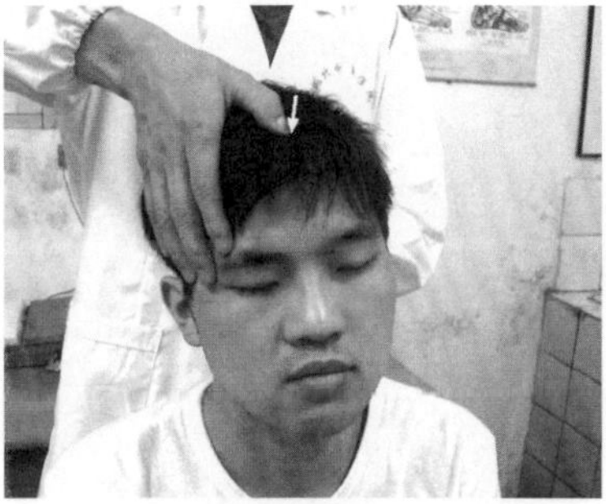

圖 5-70

(九)按揉三陰交穴

受術者仰臥位，術者用拇指按揉三陰交穴一分鐘。(圖5—71)

以上治療斑禿按摩方法，每天一~二次，一個月為一療程，堅持治療二~三個療程可有明顯效果。

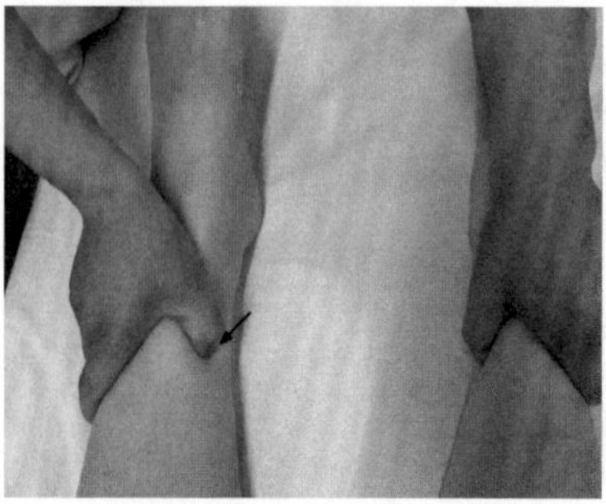

圖5-71

七、近視眼

近視眼是指眼的屈光度數太大或眼軸較長，在調節靜止的狀態下，外來的平行光線結焦位於視網膜的前面。臨床以眼睛能近視不能遠視為主要臨床表現的一種疾病。本病是眼科的常見病之一，多發生在青少年時期。

近視眼的主要表現為視遠不清，近視清楚，近視度數越大遠視力愈差，看字距離就愈近，視久則模糊雙影，眼睛脹痛，並引起頭痛，伴噁心。

輕度和中度近視外眼多無異常改變，視網膜也無嚴重病變。

高度近視者眼外觀可見眼球向外突出，前房較深，瞳孔較大，眼底改變有玻璃體混濁、液化；向後脫離，視神經乳頭色較淺，病變發展可在視乳頭周圍形成環形萎縮，甚至後鞏膜葡萄腫，一般近視眼色素分佈不均勻，呈豹紋狀眼底，高度近視則可有黃斑區色素沉著、變性、萎縮和出血。周邊部視網膜囊樣變性視網膜破孔、視網膜脫落等。

引起近視的原因比較複雜，目前尚未統一認識，有人認為此病多與長期近距離工作，照明不良或遺傳有關。按摩方法如下。

（一）按揉眼部

受術者仰臥位，術者先將雙手搓摩令熱，然後將食、中、無名指置放於左右眼部，輕輕按揉眼球，使之有輕度脹感為宜，反覆操作十～二十次。（圖5－72）

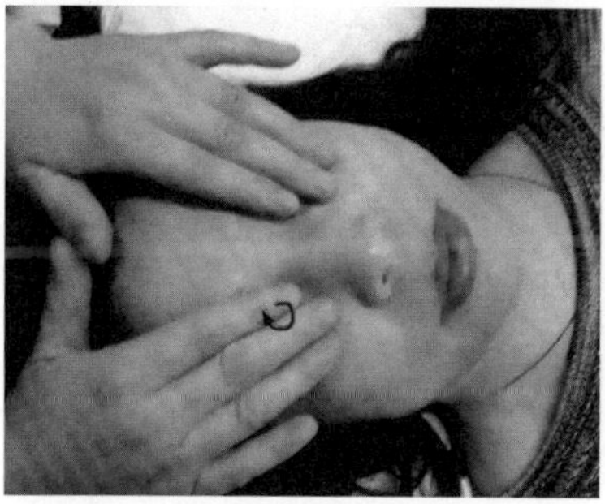

圖 5-72

（二）分推眼眶

受術者仰臥位，術者用雙手拇指指腹由內向外分推上下眼眶二十～三十次。（圖5—73）

（三）按揉太陽穴

受術者仰臥位，術者用雙手拇指指腹按揉雙側太陽穴半分鐘。（圖5—74）

（四）按壓陽白穴

受術者仰臥位，術者用中指指腹按壓陽白穴半分鐘。（圖5—75）

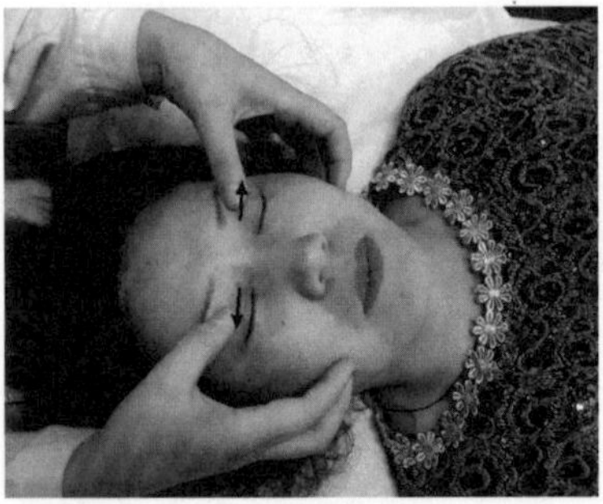

圖5-73

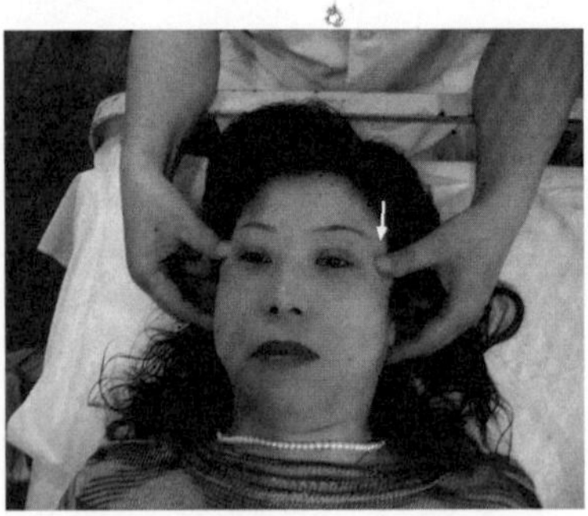

圖5-74

（五）分推眉弓

受術者仰臥位，術者用食、中指指腹從眉上下緣分推眉弓十～二十次。（圖5—76）

（六）按揉攢竹穴

受術者仰臥位，術者用雙手拇指指腹按揉攢竹穴半分鐘。（圖5—77）

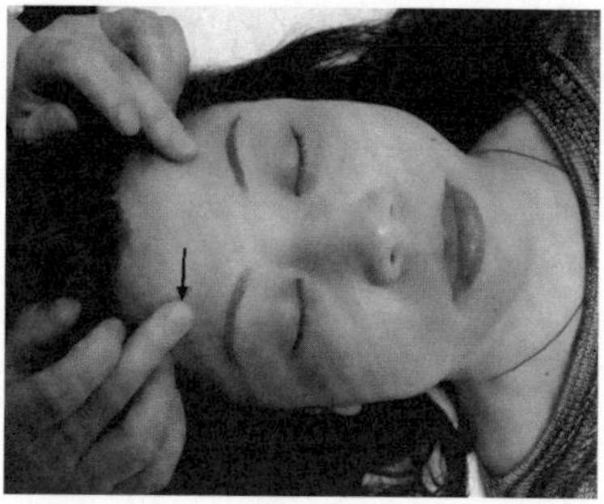

圖 5–75

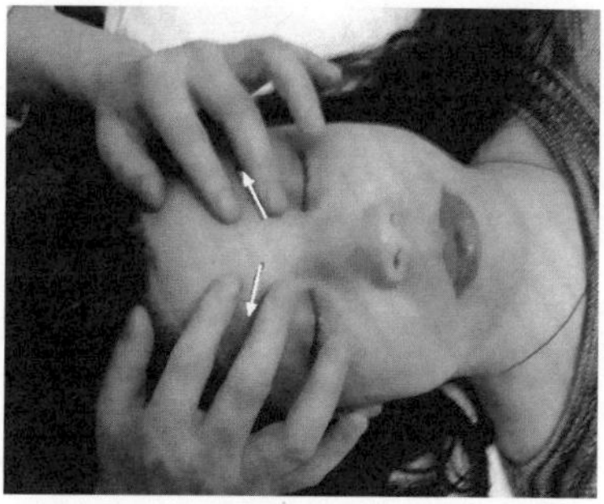

圖 5–76

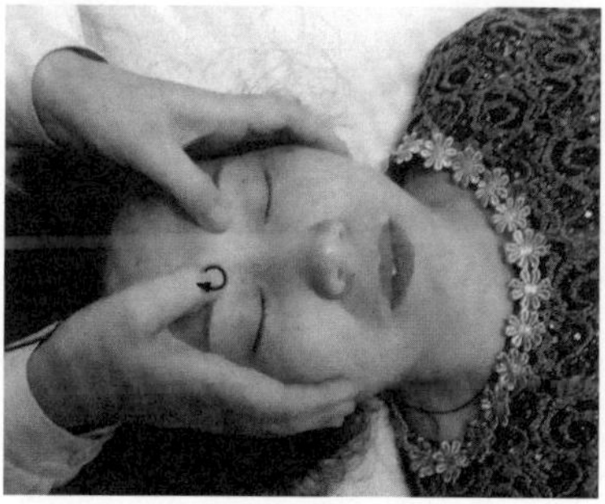

圖 5–77

（七）按揉魚腰穴、絲竹空穴

受術者仰臥位，術者用雙手中指指腹按揉魚腰穴、絲竹空穴各半分鐘。（圖5—78）

（八）按揉睛明穴

受術者仰臥位，術者用雙手中指指腹按揉睛明穴半分鐘。（圖5—79）

（九）按揉瞳子髎穴

受術者仰臥位，術者用雙手拇指指腹按揉瞳子髎穴半分鐘。（圖5—80）

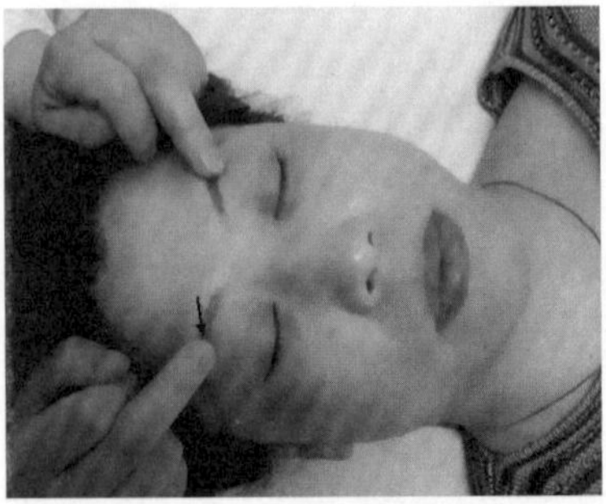
圖 5-78

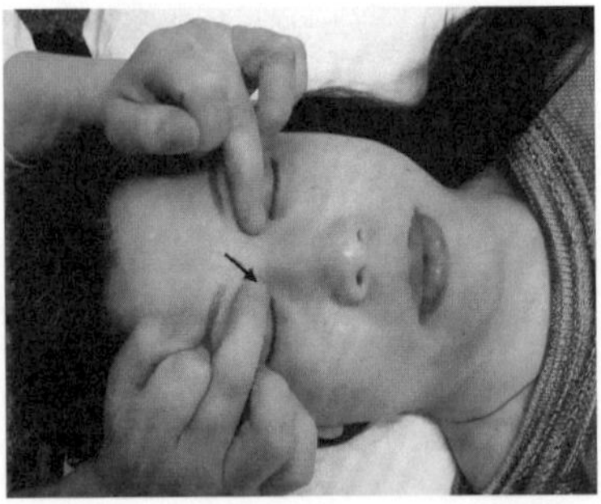
圖 5-79

（十）按壓四白穴

受術者仰臥位，術者用雙手拇指指腹按壓四白穴半分鐘。（圖5—81）

（十一）按揉風池穴

受術者仰臥位，術者用雙手中指指腹按揉風池穴半分鐘。（圖5—82）

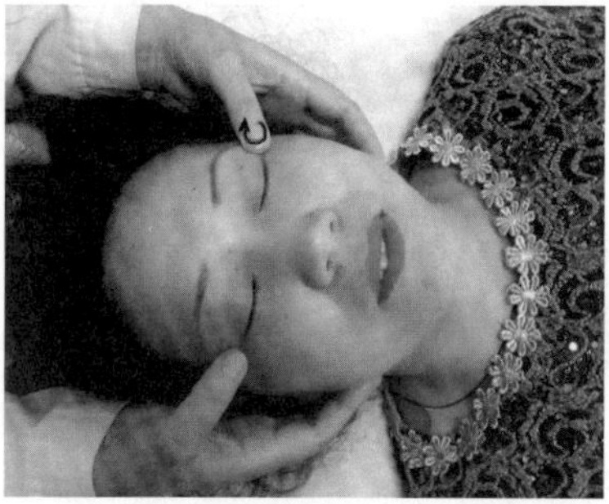

圖 5-80

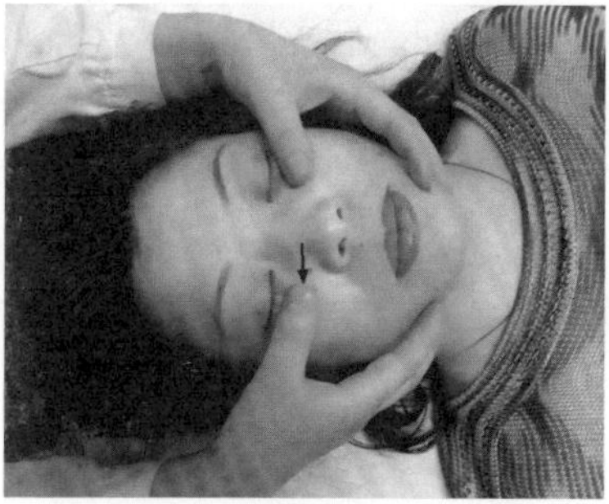

圖 5-81

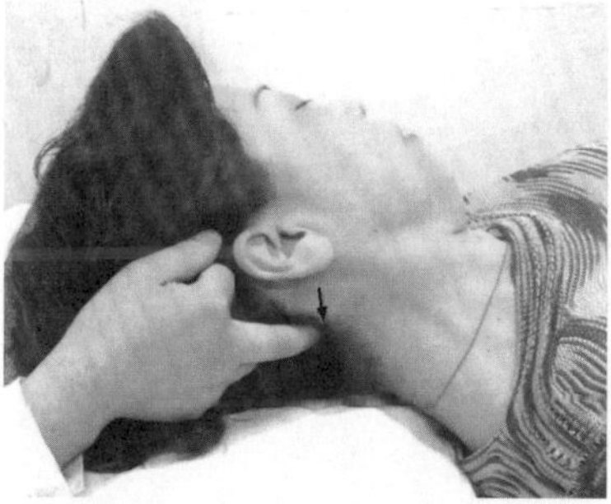

圖 5-82

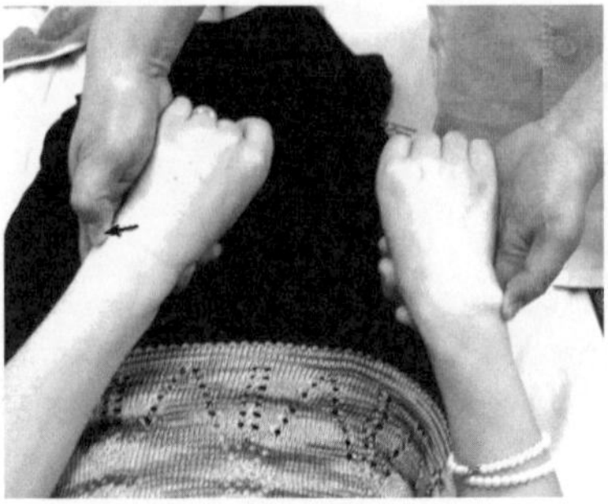
圖 5-83

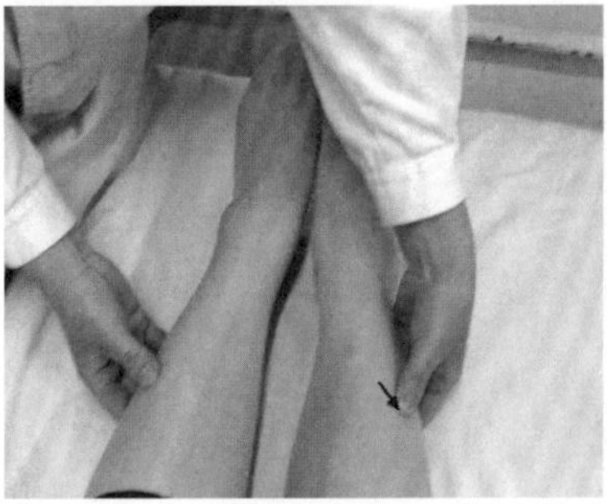
圖 5-84

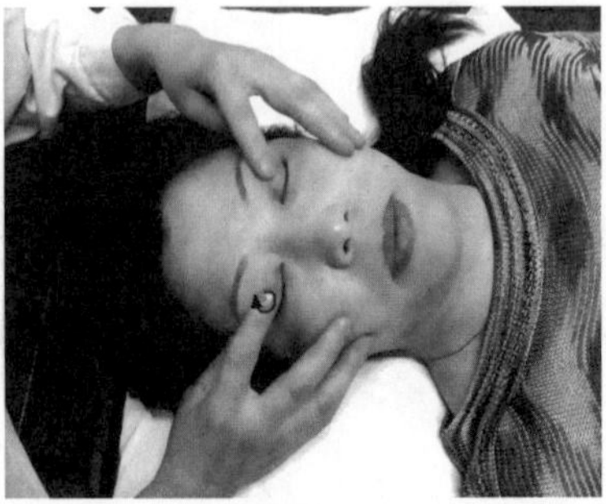
圖 5-85

(十二)按揉養老穴

受術者仰臥位，術者用雙手拇指按揉養老穴半分鐘。(圖5—83)

(十三)按揉光明穴

受術者仰臥位，術者用雙手拇指按揉光明穴半分鐘。(圖5—84)

(十四)浴臉揉眼皮

受術者仰臥位，術者將雙手搓熱幹浴臉，至臉頰部發熱，然後雙手大拇指按住太陽穴，雙手食指揉眼皮十~二十次。(圖5—85)

八、酒渣鼻

酒渣鼻是一種慢性炎症狀痤瘡樣皮疹，發生在顏面中部特別是鼻部的皮膚病，以彌漫性潮紅、伴丘疹、膿瘡和毛細血管擴張為特徵，好發於鼻部、前額、兩頰及頦部。根據本病的臨床表現，一般將酒渣鼻分為紅斑、丘疹膿瘡、鼻贅三期，各期之間無明顯界限。

紅斑期表現為鼻部皮膚彌漫性潮紅，開始為暫時性，當食用刺激性的飲食、外界氣溫突然改變以及精神興奮時，更為明顯，繼而持久不退，皮膚油膩，伴毛細血管擴張。

丘疹膿瘡期是在紅斑的基礎上出現痤瘡樣丘疹、膿瘡，皮面有明顯的毛細血管擴張。若病情繼續發展，鼻部毛細血管顯著擴張，皮膚暗紅。

鼻部結締組織增生，皮脂腺異常肥大，致使皮尖部亦肥大，表面高低不平，形成鼻贅，稱鼻贅期。擠壓鼻部時可見有乳白色條狀皮脂自毛囊口溢出。

酒渣鼻的病因尚不清楚，多數學者認為與血管運動失調、內分泌功能失調、消化功能紊亂、精神因素、遺傳有關。

近些年來有人認為與毛囊蟲感染有明顯關係，中醫認為，本病常因飲食不節、嗜辛辣之物過多、嗜酒等致使肺胃積熱上蒸、複感風邪、血瘀凝滯所致。按摩對酒渣鼻既有預防作用，又有治療作用。按摩方法如下。

(一)推抹鼻部

受術者仰臥位，術者用雙手中指指腹從鼻根部開始，沿鼻梁推抹至迎香穴，反覆操作二十～三十次。（圖5－86）

(二)按揉迎香穴

受術者仰臥位，術者用雙手中指指腹按揉迎香穴半分鐘。（圖5－87）

(三)點按印堂穴

受術者仰臥位，術者用拇指端點按印堂穴一分鐘。（圖5—88）

(四)按揉合谷穴

受術者仰臥位，術者用雙手拇指指腹按揉合谷穴二分鐘。（圖5—89）

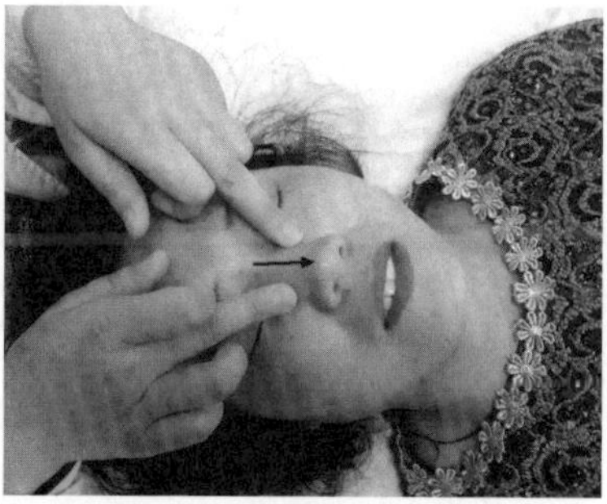

圖 5-86

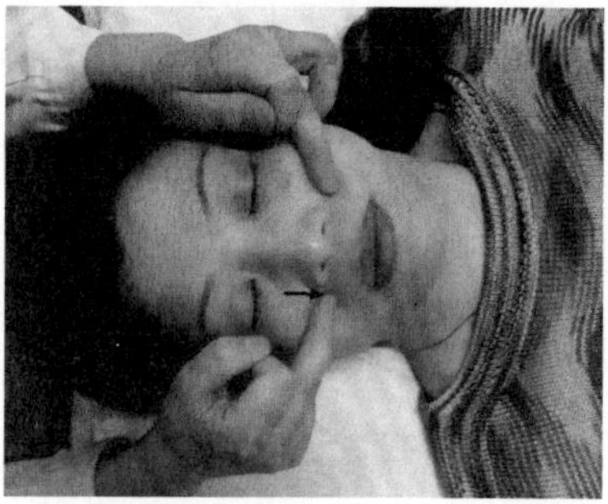

圖 5-87

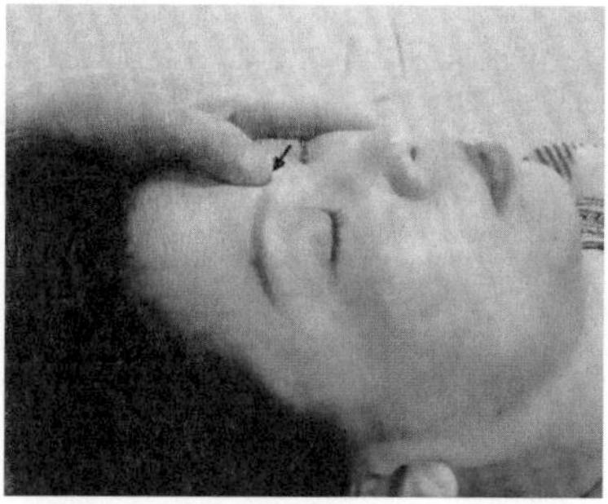

圖 5-88

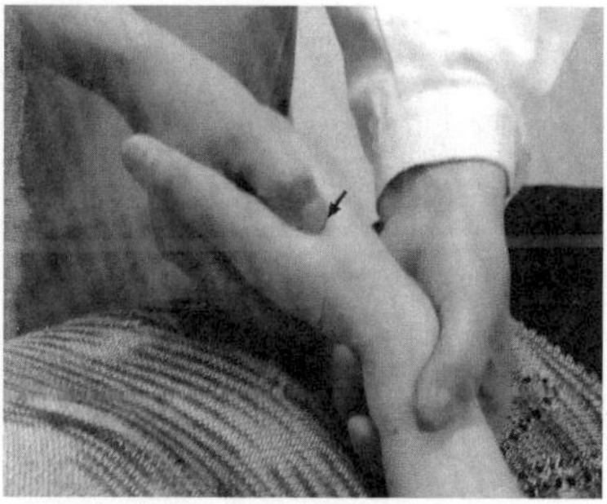

圖 5-89

(五)按揉風池穴

受術者仰臥位，術者用雙手拇指指腹按揉風池穴一分鐘。(圖5—90)

(六)指擦鼻翼部

受術者仰臥位，術者以雙拇指背部推擦鼻翼兩側一分鐘。(圖5—91)

(七)按揉素髎穴

受術者仰臥位，術者用一手中指指腹輕按揉素髎穴一～二分鐘。(圖5—92)

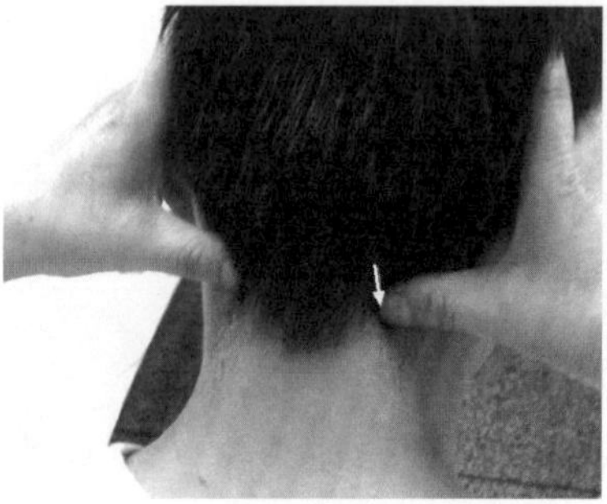

圖5-90

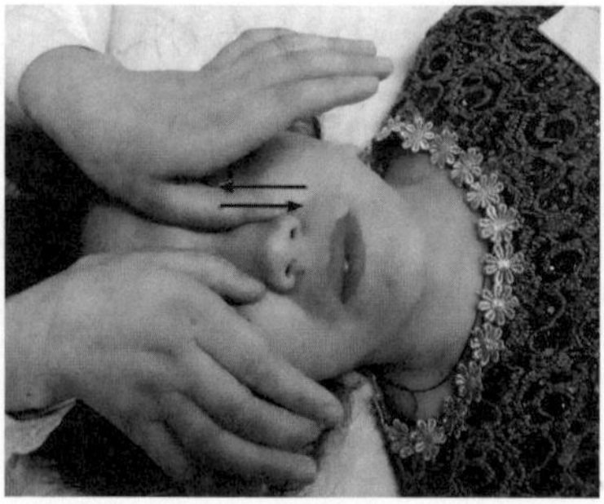

圖5-91

（八）按揉足三里穴

受術者仰臥位，術者用雙手拇指指腹按揉足三里二～三分鐘。（圖5－93）

（九）按揉內庭穴

受術者仰臥位，術者用雙手拇指指腹按揉內庭穴一～二分鐘。（圖5－94）

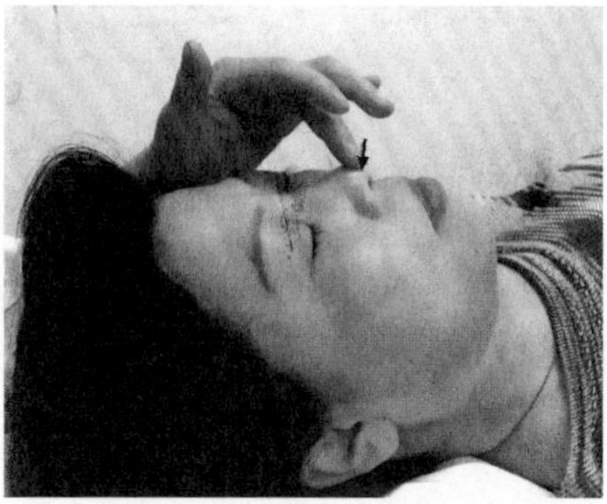

圖 5-92

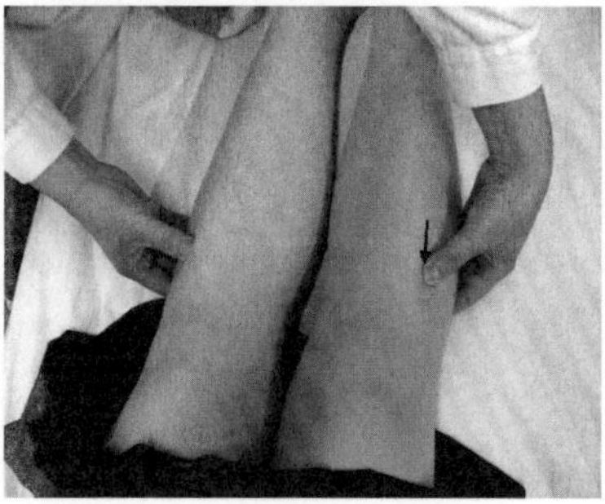

圖 5-93

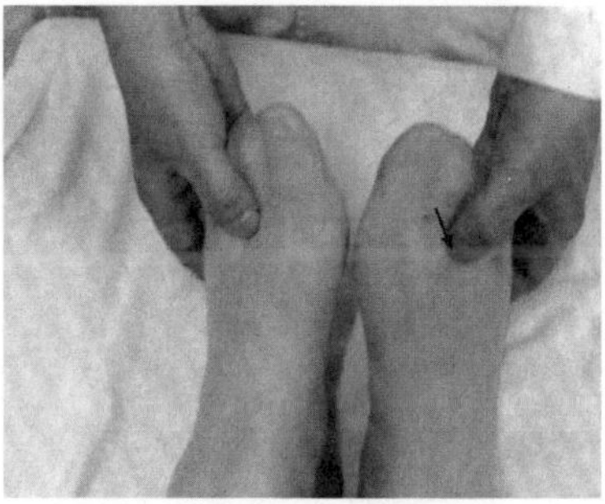

圖 5-94

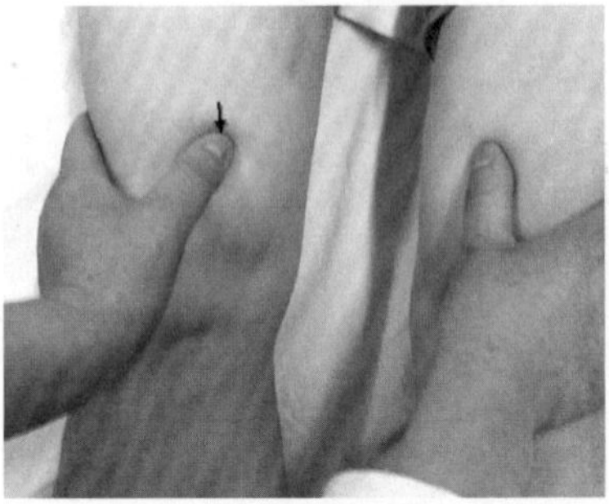

圖 5–95

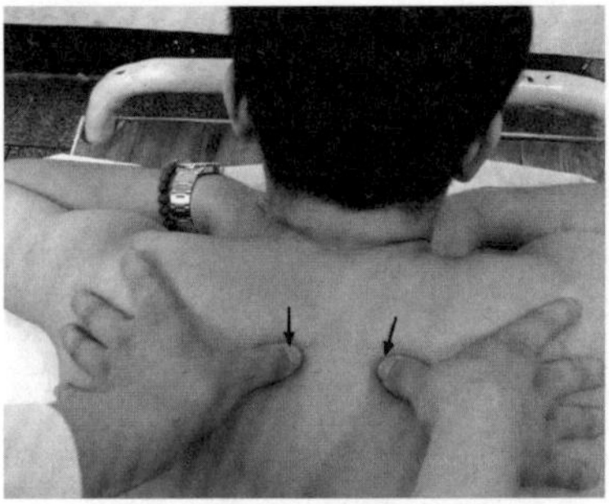

圖 5–96

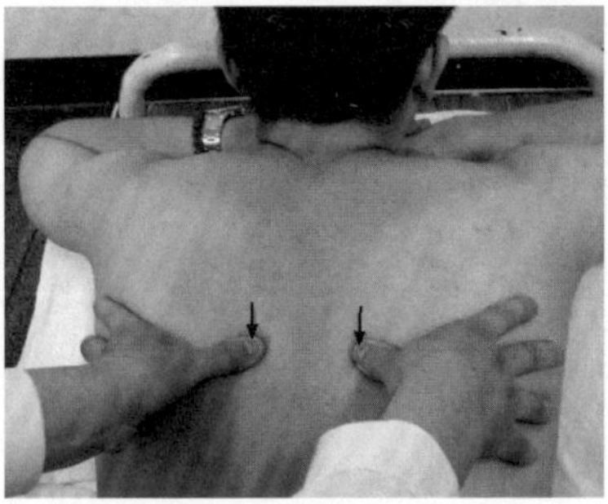

圖 5–97

(十)按揉血海穴

受術者仰臥位，術者用雙手拇指指腹按揉血海穴一～二分鐘。(圖5—95)

(十一)按揉肺兪穴

受術者仰臥位，術者用雙手拇指指腹按揉肺俞穴一～二分鐘。(圖5—96)

(十二)按揉膈俞穴

受術者仰臥位，術者用雙手拇指指腹按揉膈俞穴一～二分鐘。(圖5－97)

九、眼瞼下垂

眼瞼下垂是指上眼瞼不能提起，掩蓋部分或全部瞳仁，以致視力受到影響而言，單側或雙側均可發病，有先天和後天之分。先天性眼瞼下垂多為雙側，可合併內眼肌痲痹，眼球震顫，無眼球，小眼球等，常由於提上瞼肌發育不全，或與遺傳有關。後天性眼瞼下垂，多為單側，可因多種原因導致提上瞼肌受損，以致提升無力所致，其中因重症肌無力引起者，其臨床表現是晨起眼瞼下垂症狀較輕，勞累後加重，常合併眼外肌運動障礙。

患者臨床表現為上瞼下垂或半掩瞳孔，或掩蓋整個眼睛，無力睜開，患者為了視物，常借助額肌睜眼，日久則額皺紋疊起，眉毛高聳，雙側下垂者，視物多仰首張口，眼球下轉，甚則需用指拉起上瞼方能視物。按摩方法如下。

(一)分抹眼眶部

受術者仰臥位，術者用雙手拇指指腹分抹上下眼眶，反覆操作三～五分鐘。（圖5—98）

(二)推印堂

受術者仰臥位，術者用雙手拇指指腹從印堂穴向上交替上推至上星穴一～二分鐘。（圖5—99）

(三)分推印堂

受術者仰臥位，術者用雙手拇指從印堂起向兩邊分推，經陽白穴至太陽穴上，反覆操作二～三分鐘。（圖5—100）

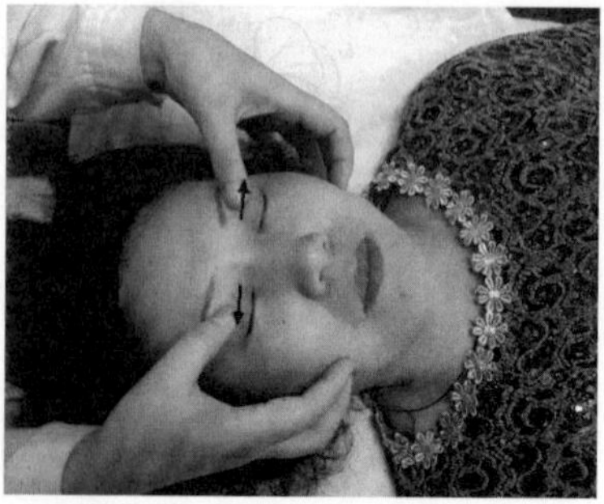

圖 5-98

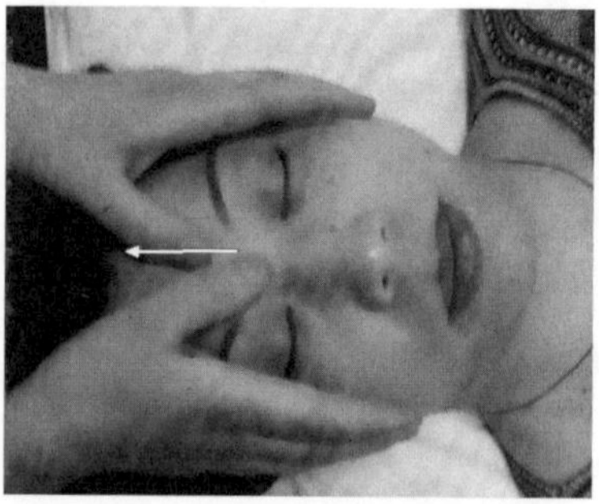

圖 5-99

（四）按揉睛明穴

受術者仰臥位，術者以中指指腹按揉睛明穴一分鐘。（圖5—101）

（五）按揉魚腰穴

受術者仰臥位，術者以中指指腹按揉魚腰穴二分鐘。（圖5—102）

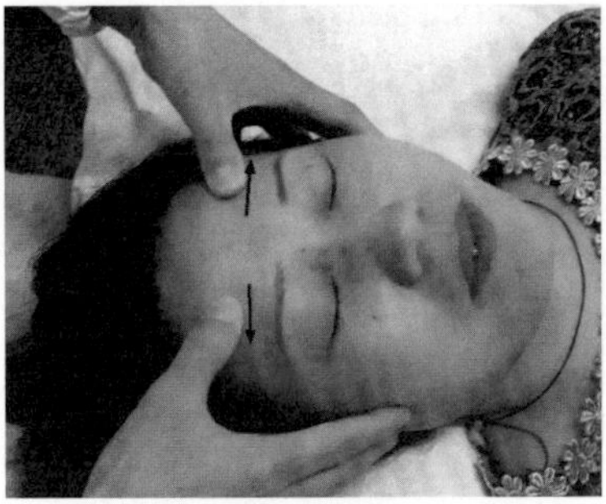

圖 5–100

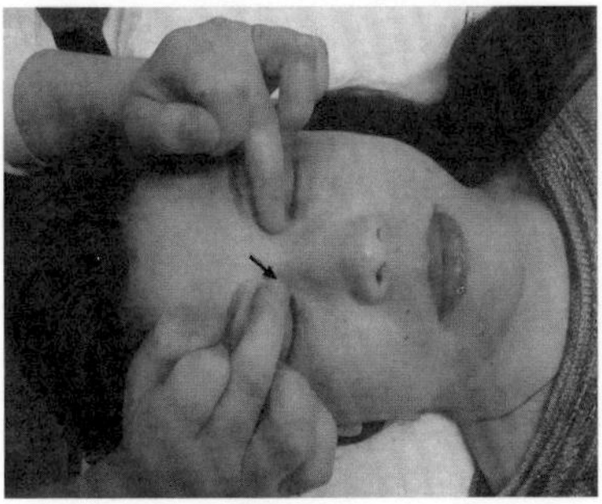

圖 5–101

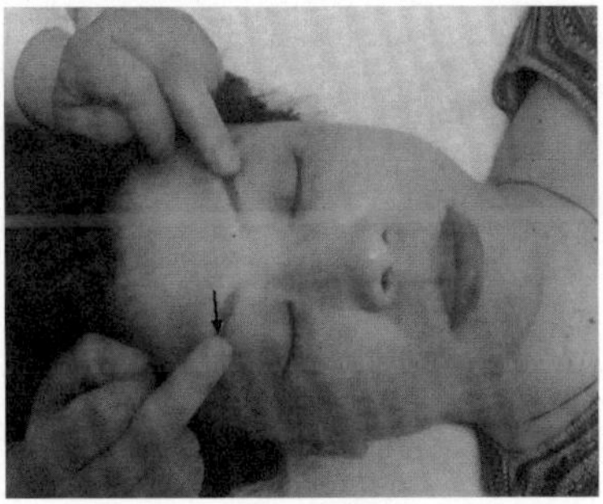

圖 5–102

（六）按揉絲竹空穴

受術者仰臥位，術者以中指指腹按揉絲竹空穴一分鐘。（圖5—103）

（七）按揉百會穴

受術者仰臥位，術者用拇指指腹按揉百會穴一～二分鐘。（圖5—104）

（八）按揉風池穴

受術者仰臥位，術者用雙手拇指指腹按揉風池穴一～二分鐘。（圖5—105）

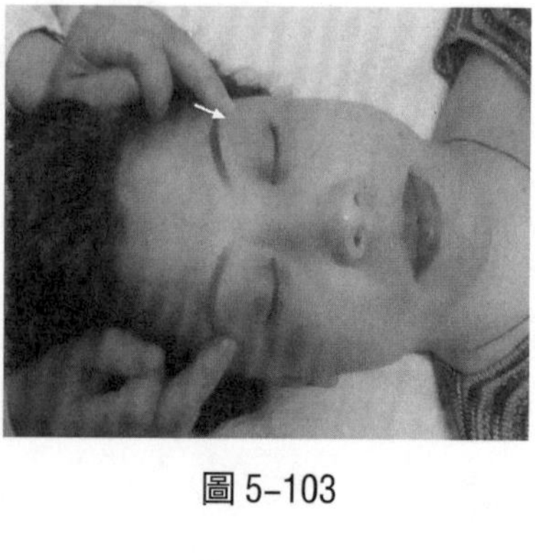

圖 5–103

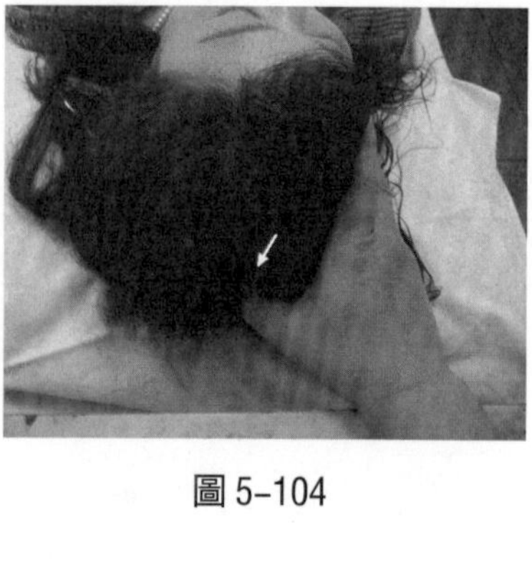

圖 5–104

（九）按揉完骨穴

受術者側臥位，術者用拇指指腹按揉完骨穴一分鐘。（圖5—106）

（十）按揉翳風穴

受術者側臥位，術者用拇指指腹按揉翳風穴十～二十次。（圖5—107）

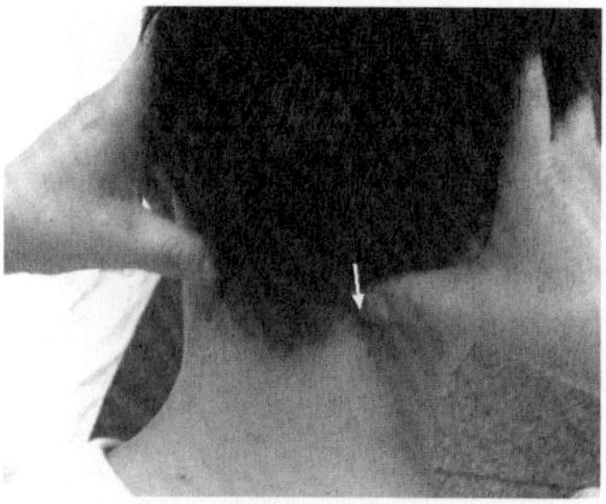

圖 5-105

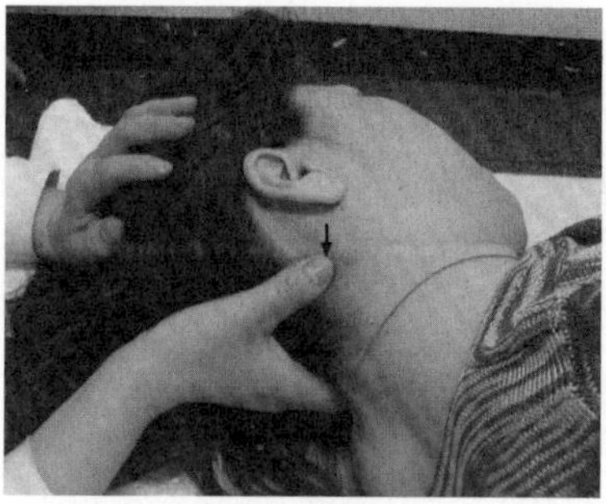

圖 5-106

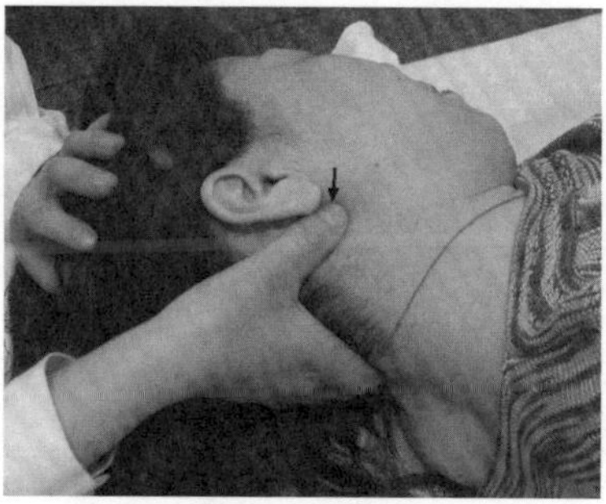

圖 5-107

（十一）按揉肝俞穴

受術者俯臥位，術者用雙手拇指指腹按揉肝俞穴一～二分鐘。（圖5－108）

（十二）按揉脾俞穴

受術者俯臥位，術者用雙手拇指指腹按揉脾俞穴一～二分鐘。（圖5－109）

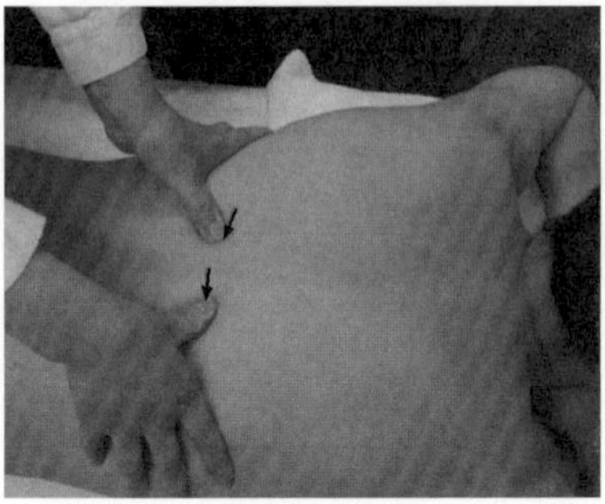
圖 5–108

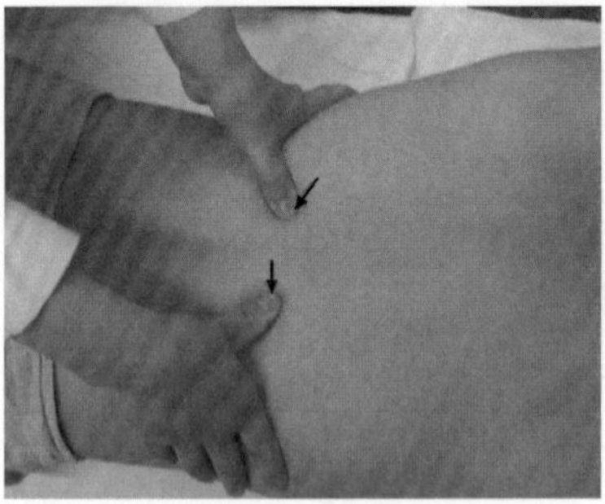
圖 5–109

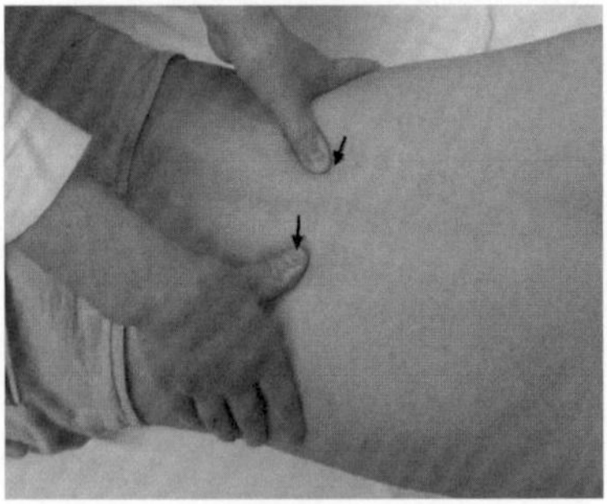
圖 5–110

(十三)按揉胃俞穴

受術者俯臥位，術者用雙手拇指指腹按揉胃俞穴一～二分鐘。（圖5－110）

(十四)擦腎俞、命門穴

受術者俯臥位，術者在掌部塗以滑潤劑，橫擦腎俞、命門穴，以透熱為度。（圖5－111）

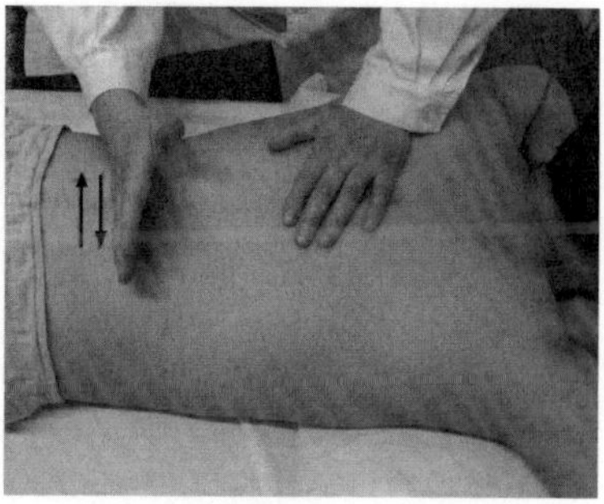

圖 5-111

十、先天性小兒肌性斜頸

小兒肌性斜頸又稱先天性斜頸、原發性斜頸，其臨床表現是以患兒頭向患側傾斜、前傾、顏面旋向健側為其特徵。患兒在出生後發現頸部一側有梭形腫物（有的經半年後，腫物可自行消退），以後患側的頸部肌肉逐漸攣縮緊張，突出如條索狀，繼則頭部傾斜，如長期不治則頸椎凸向健側，甚至胸椎也可出現代償性側彎，兩側面部不對稱，健側大而患側小，會併發複視。

小兒斜頸除極個別因脊柱畸形引起的骨性斜頸，視力障礙的代償姿勢性斜頸和頸部肌肉麻痹導致的神經性斜頸外，一般係一側胸鎖乳突肌發生纖維攣縮而形成的肌性斜頸。

引起肌性斜頸的病因尚未完全肯定，目前說法有：

●多數認為與損傷有關，胎兒出生時一側胸鎖乳突肌因受產道或產鉗擠壓受傷出血，血腫機化形成攣縮。

●認為分娩時胎兒頭部不正，阻礙一側胸鎖乳突肌血運供給，引起該肌缺血性改變，肌纖維水腫、壞死及繼發性纖維增生，最後引起肌肉攣縮形成本病。

●認為由於胎兒在子宮內頭部向一側偏斜所致。阻礙一側胸鎖乳突肌血運供應，引起該肌缺血性改變。按摩方法如下。

(一)按揉胸鎖乳突肌

患兒仰臥位，術者一手固定患兒頭部，一手食、中指指腹在胸鎖乳突肌處進行按揉二～三分鐘。(圖5—112)

（二）捏胸鎖乳突肌

患兒仰臥位，術者用拇、食、中三指輕輕捏提胸鎖乳突肌一～二分鐘。（圖5—113）

（三）摩揉胸鎖乳突肌

患兒仰臥位，術者用拇指指腹摩揉胸鎖乳突肌二十～三十次。（圖5—114）

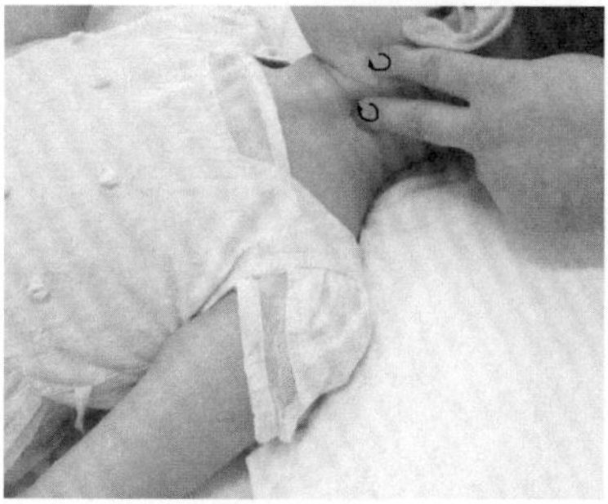

圖 5-112

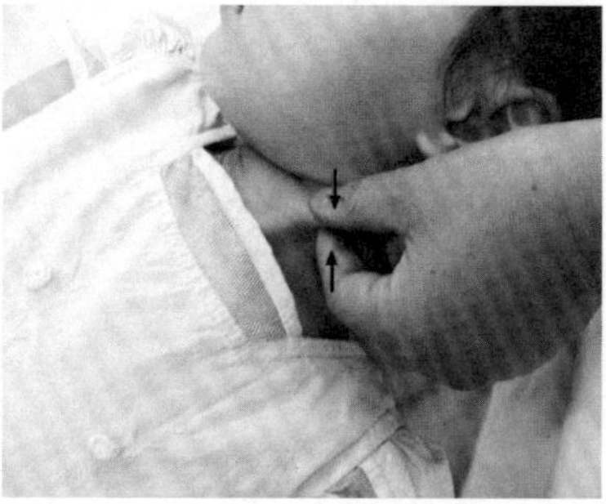

圖 5-113

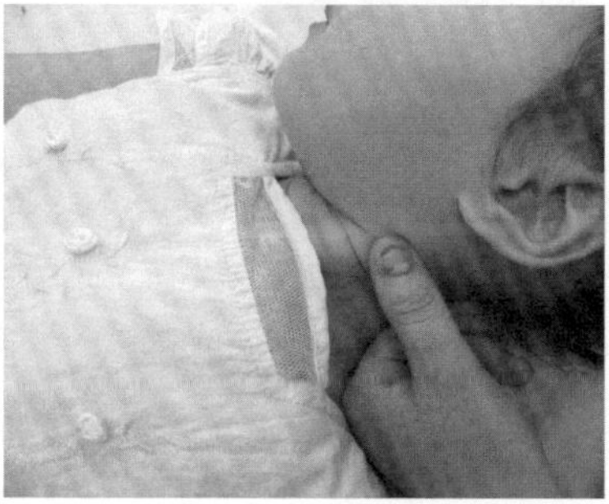

圖 5-114

(四)輕搖頭部

患兒坐位，術者一手扶住患兒頭頂部，另一手扶住患兒下頜部。輕輕搖動患兒頸項部，幅度逐漸擴大，操作五～十次。(圖5－115)

(五)輕扳頭頸部

患兒坐位，術者一手扶住患側肩部，另一手扶住患兒頭部，將患兒頭部漸漸推向健側，至稍有阻力時，輕輕向健側扳動，反覆操作三～五次。(圖5－116)

(六)按揉天窗、天宗、風池穴

患兒坐位，術者用拇指指腹輕揉天窗、天宗、風池穴各半分鐘。(圖5－117)

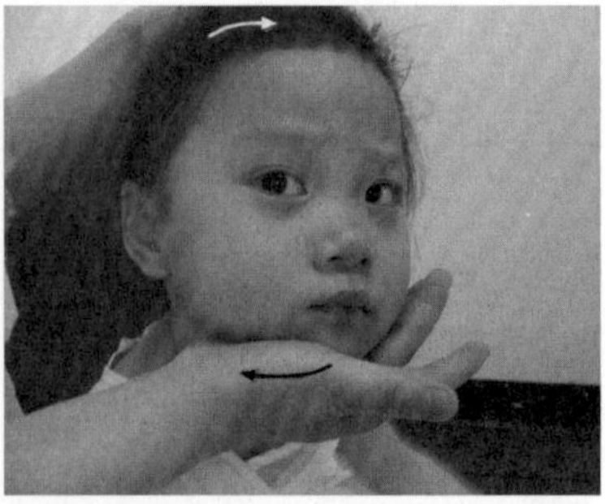

圖5-115

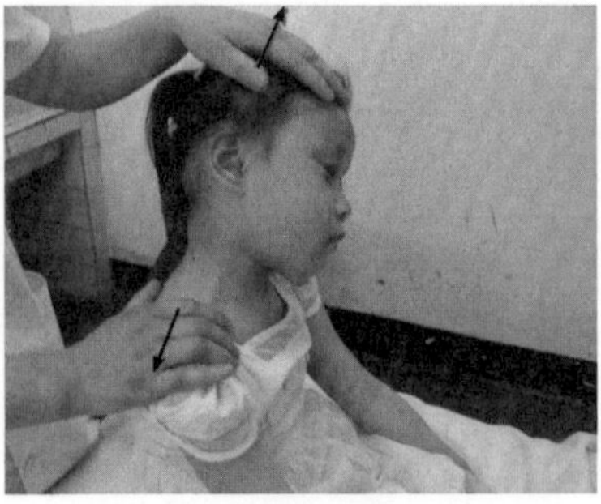

圖5-116

(七) 拔伸頸部

患兒坐位，術者用雙掌托患兒下頷，然後逐漸拔伸患兒頸部，拔伸時，力量稍偏向健側方向三～五次。（圖5—118）

(八) 捏拿肩井

患兒坐位，術者用雙手拇、食指捏拿肩井三～五遍。（圖5—119）

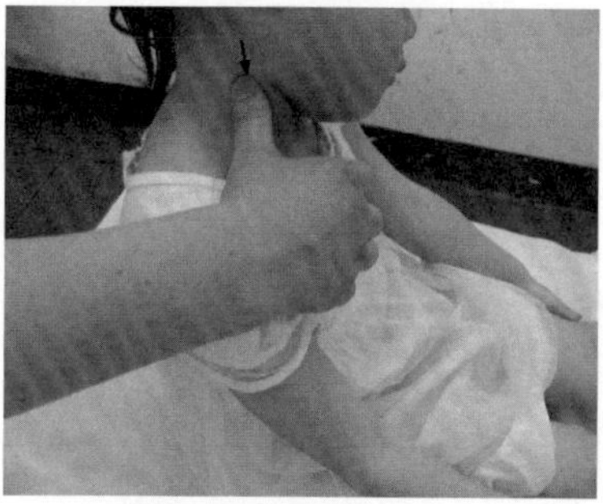

圖 5–117

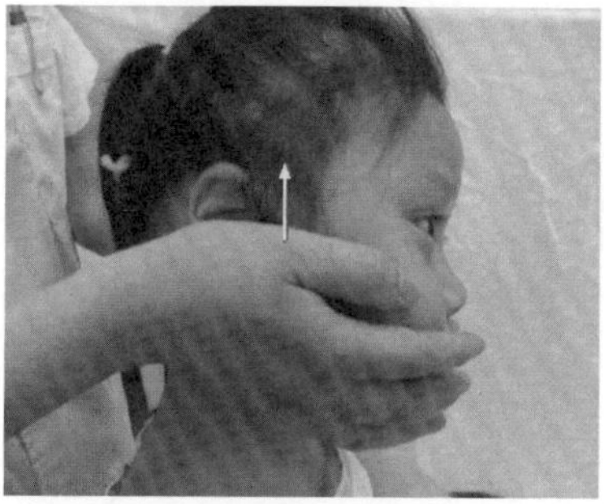

圖 5–118

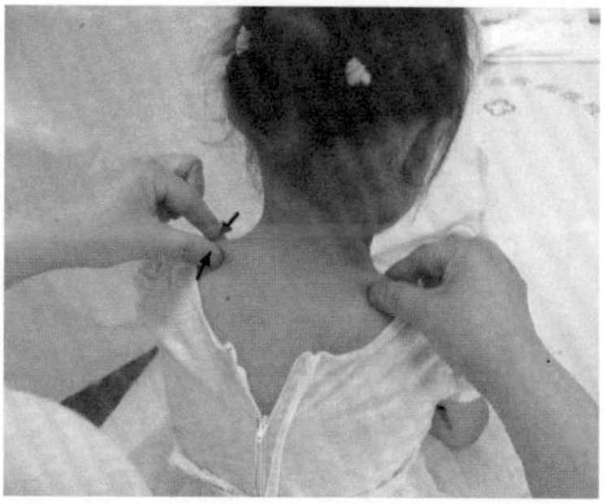

圖 5–119

十一、臉部皺紋

人在青春期由於皮膚水分含量較多，臉部不易出現皺紋，但如果平時不注意保養，表皮過度失去脂肪，也可使皮膚發生粗糙乾燥，出現人為的皺紋，這種皺紋叫做「假性」皺紋，是暫時的，經按摩或其他方法處理在短期內會自然消失，若任其發展，就會成為永久性皺紋了。

人到中年初期，在生理發育已進入飽和狀態，如臉部肌肉稍微活動，就會出現不同程度的皮膚皺紋，這種皺紋叫做表情皺紋，因皮膚的逐漸老化，使表情肌逐漸鬆弛而被固定，成為「真性」皺紋，永久存在。

人進入老年，皮膚也隨之出現一些「老化」現象，皮膚發乾發皺，彈性明顯減弱，以致出現許多皺紋，皺紋有大小之分，多出現在前額，雙眼外角眉梢等處，大皺紋一經形成，就難以消失，小皺紋可及時利用美容療法而使其消失。

一般來講，抬頭紋出現最早，大約二十歲左右出現，魚尾紋約三十歲左右出現，人進入四十歲以後臉部各種皺紋都變得明顯起來。當然，皺紋並不能準確地代表年齡。有的人，雖年過半百，皺紋卻很少，而有的人卻未老先衰，年紀輕輕便滿臉皺紋了，就總體說來，皺紋的出現與年齡密切相關，這是因為皮膚組織的成長發育，衰老退化亦有一定的年齡規律。

皺紋的出現，與許多因素有關，除年齡外還與日曬、接觸某些有毒化學物質、過度勞累、長期失眠、精神過度緊張、營養不良、情緒低落、遺傳，以及性腺功能減退、性激素分泌減少等。

皺紋的出現雖然是衰老的象徵，而衰老又是不以人的意志為轉移的，任何方法均不能阻止衰老，但及時地採取有效的方法，如美容保健按摩，可以延緩衰老的進程，保持青春健美，讓你看上去比實際年齡更年輕。按摩方法如下。

（一）推印堂

受術者仰臥位，術者用拇指指腹從印堂上推至前髮際十～二十次。（圖5—120）

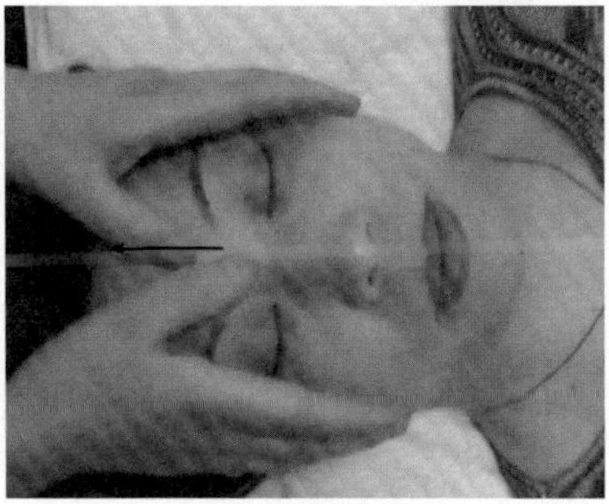

圖 5-120

(二)分推前額

受術者仰臥位，術者用拇指指腹從前額正中向兩邊分推；從眉上至前髮際反覆操作一～二分鐘。（圖5—121）

(三)分推外眼角

受術者仰臥位，術者用雙手拇指由兩眼目外眥處分別向鬢角、耳屏、耳垂方向分推各一～二分鐘。（圖5—122）

(四)揉太陽穴

受術者仰臥位，術者用中指指腹按揉太陽穴半分鐘。（圖5—123）

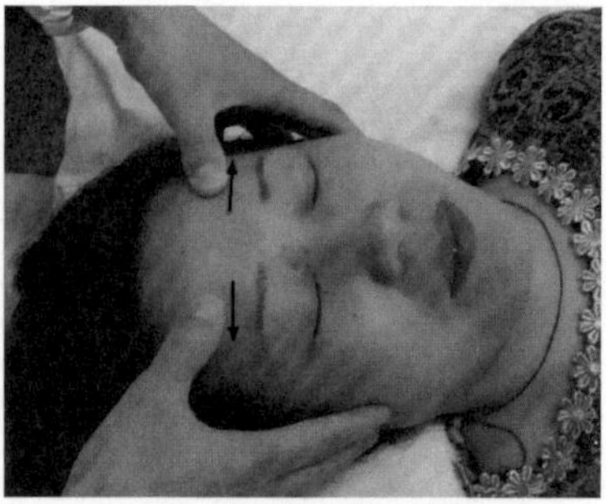

圖 5–121

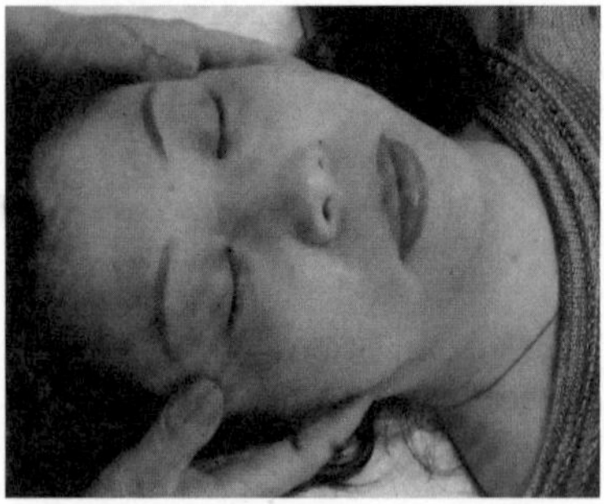

圖 5–122

（五）推摩上眼眶部

受術者仰臥位，術者用兩手拇指指腹從眼眶上緣由內向外推摩，經外眼角至耳尖部，反覆操作一～二分鐘。（圖5—124）

（六）推摩下眼眶部

受術者仰臥位，術者用雙手拇指指腹從眼眶下緣由內向外推摩，經外眼角至耳尖部，反覆操作一～二分鐘。（圖5—125）

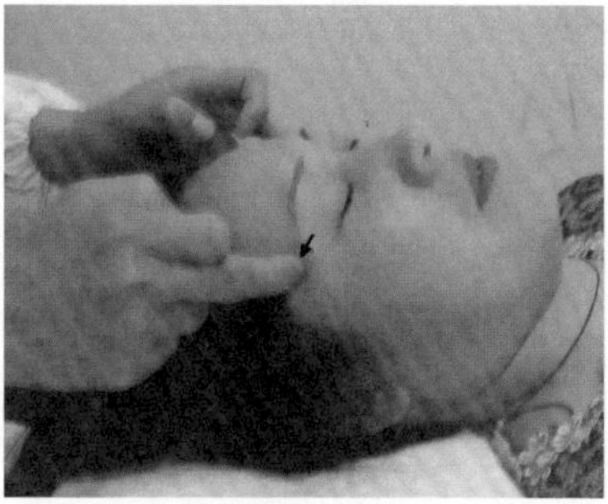
圖 5-123

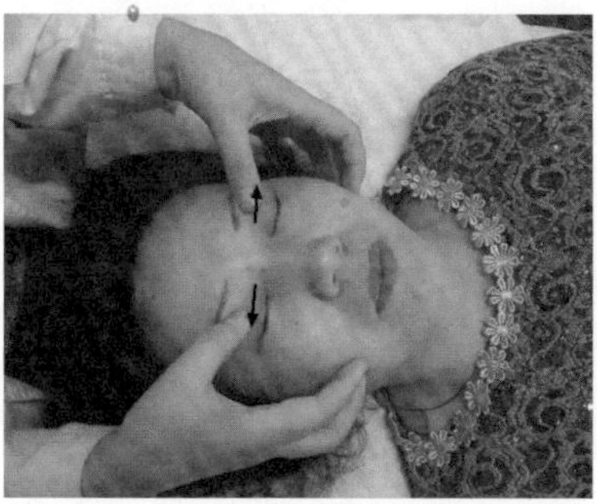
圖 5-124

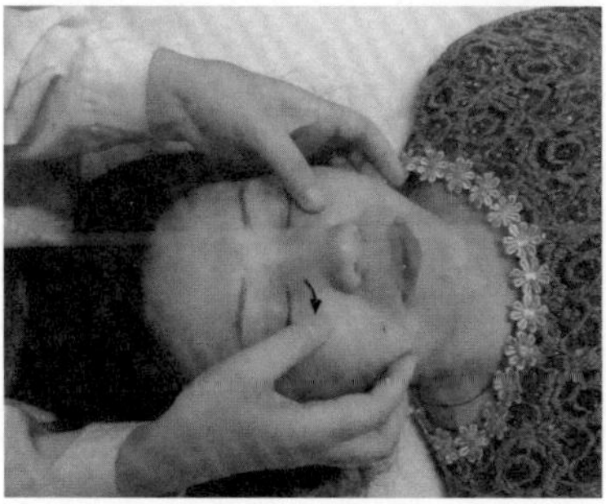
圖 5-125

（七）推摩鼻部

受術者仰臥位，術者用雙手中指指腹從睛明穴向鼻兩側推摩至迎香穴十～二十次，再按揉迎香穴半分鐘。（圖5—126）

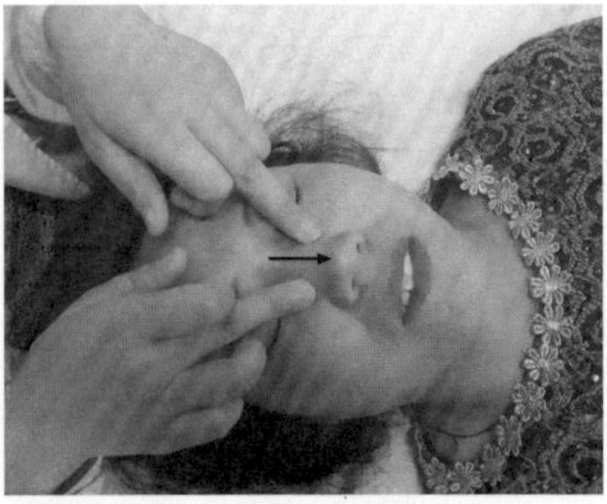

圖 5-126

（八）推摩口唇部

受術者仰臥位，術者雙手中指指腹從上鼻唇溝旁推摩至耳尖部，反覆操作十～二十遍，然後由地倉穴向耳屏方向推摩十～二十遍，然後從承漿穴推摩至耳垂部十～二十遍。（圖5—127，圖5—128，圖5—129）

（九）分推下頜部

受術者仰臥位，術者用食、中、無名、小指托住下頜部向兩耳方向分推十～二十次。（圖5—130）

（十）指摩臉頰部

受術者仰臥位，術者用食、中、無名、小指指腹依次輪摩臉頰部十～二十次。（圖5－131）

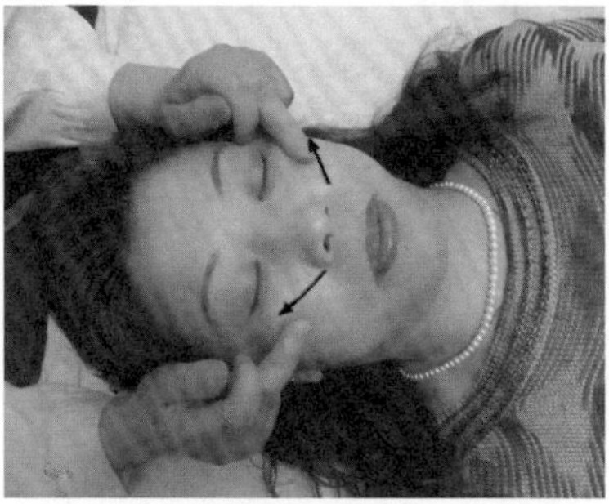

圖 5-127

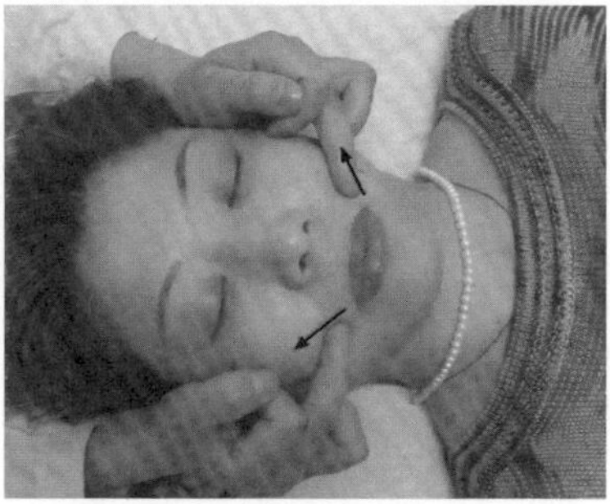

圖 5-128

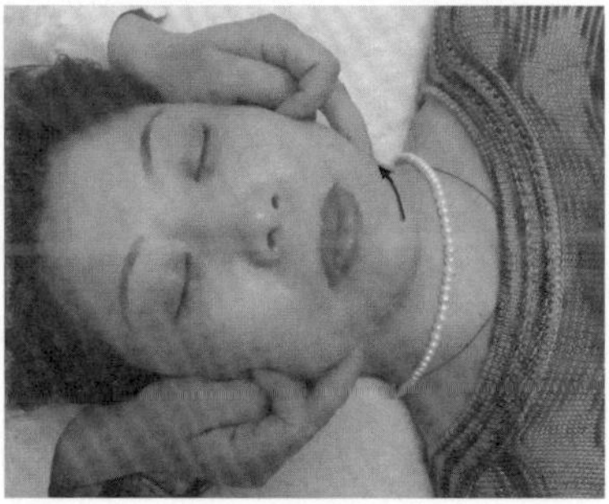

圖 5-129

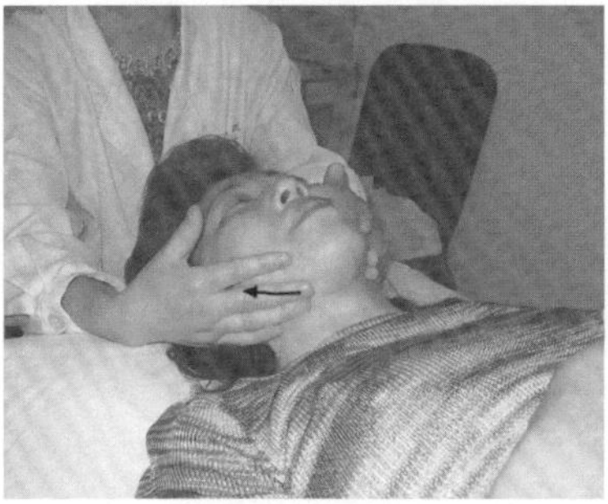

圖 5-130

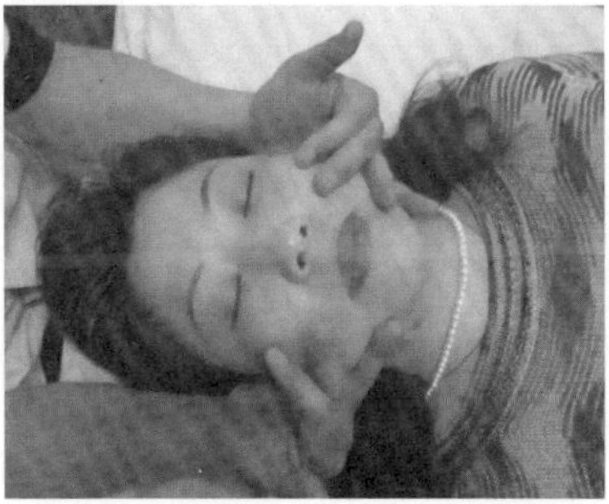

圖 5-131

對皮膚已有皺紋的患者來說，臉部美容保健按摩是絕對必要的保養。

在按摩時必須使用一種非常有效的乳霜，以刺激皮膚的基底層，因缺乏生命力的皮膚，由於皮膚深層的缺水狀況未得到充分補充，皮膚的彈性將因此而受損，變硬，萎縮且僵化，最後導致皮膚組織喪失其彈性。

在臉部淺層先做幾次快速而有刺激性的輕度按摩後，再循著臉部與頸部肌肉通道做深層捏揉按摩。這種捏揉按摩一方面可使皮膚組織稍微充血，另一方面可改善皮膚的循環，以及排除有害皮膚健康的毒素。

完美的按摩，必須注意臉部肌肉的形狀與緊張力，確保脂肪組織的良好平衡狀態，使得水分能從真皮流向皮膚表面，而使皮膚組織結實。

顏面部有皺紋的皮膚按摩，在實際操作中應做到：

(1)術者應順著皺紋的方向用力。

(2)應沿著皺紋的痕跡慢慢做溫和、線圈式按摩。

(3)避免拉壓皺紋。不要在皺紋的垂直方向上，施力去拉平皺紋，以免皺紋下方的肌肉因牽拉收縮反而加深了皺紋的深度。

十二、落 枕

落枕又稱失枕，以急性頸部強直、酸脹疼痛、頸肌痙攣、轉動不靈為主要臨床表現，輕者可自行痊癒，嚴重者可能拖延一～二週。

落枕的發病原因多由於體質虛弱，勞累過度，枕頭高低不適，較長時間牽拉一側頸部肌肉，或頸項感受風、寒、濕邪，或肩部扛抬重物，頸部肌肉過度扭轉等所致。

落枕之表現多見清晨起床，頸部一側胸鎖乳突肌、斜方肌或肩胛提肌發生痙攣疼痛，頸項活動受限，疼痛向頭部、肩背及上肢放射，肌肉緊張，轉動失靈，檢查可見：頸項部肌肉緊張，局部有條索狀隆起，頸椎一側會有明顯壓痛點，頸部向患側旋轉明顯受限。按摩方法如下。

(一)滾頸項部

受術者坐位，術者一手扶頭部，另一手用滾法操作頸項部十～二十遍。(圖5—132)

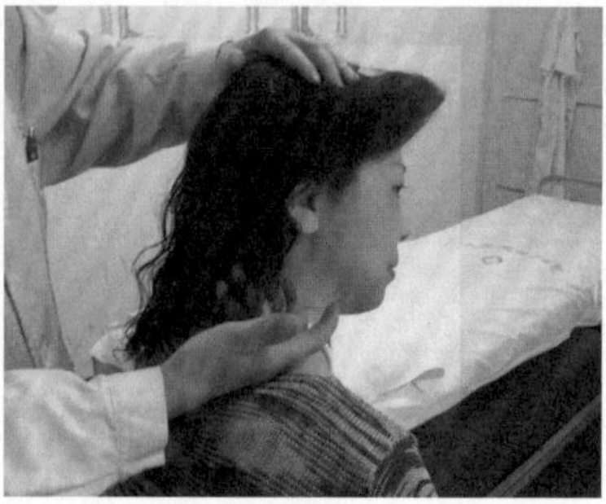

圖 5–132

(二)按揉頸項部

受術者坐位，術者用雙手拇指從後髮際正中按揉頸項部至大椎穴，然後再按揉頸椎兩旁從後髮際至大椎穴處，反覆操作各十～二十遍。(圖5—133，圖5—134)

(三)捏揉頸部胸鎖乳突肌

受術者坐位，術者用拇、食、中三指指腹捏揉患者胸鎖乳突肌十～二十遍。(圖5—135)

(四)捏揉頸部斜方肌

受術者坐位,術者用拇、食、中三指指腹捏揉患側頸部斜方肌十~二十遍。(圖5—136)

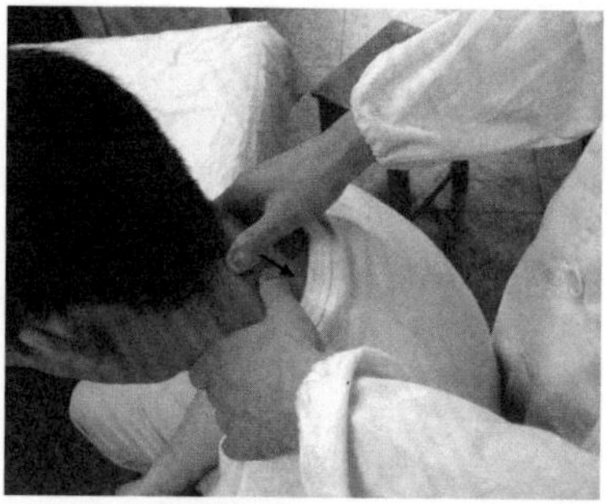

圖 5-133

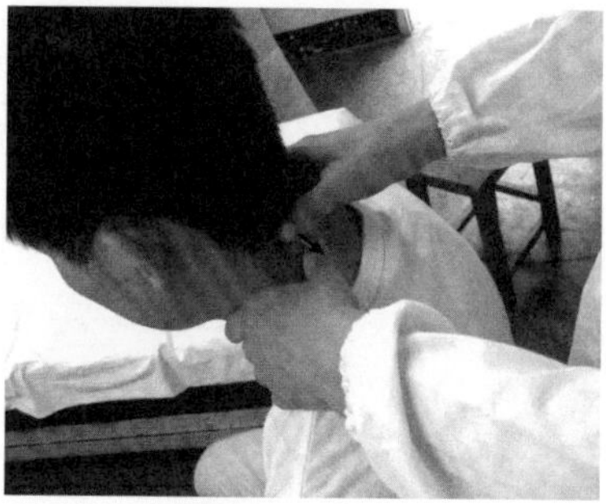

圖 5-134

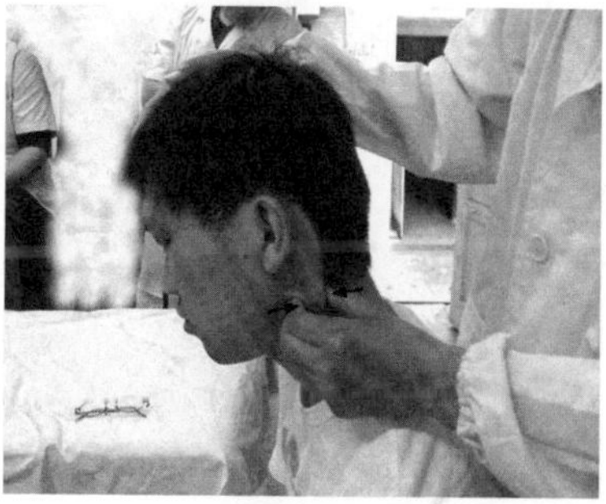

圖 5-135

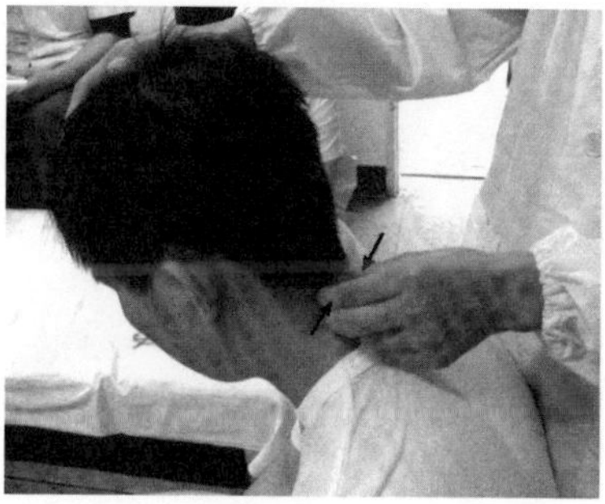

圖 5-136

（五）按揉風池穴

受術者坐位，術者用雙拇指指腹按揉風池穴半分鐘。（圖5－137）

（六）搖頭部

受術者坐位，術者一手扶頭頂，一手扶下頷，緩緩作頸部搖法，順時針或逆時針搖均可，五～十次。（圖5－138）

（七）拔伸頸部

受術者坐位，術者立於其後，雙手掌托下頷，緩緩向上拔伸半分鐘。（圖5－139）

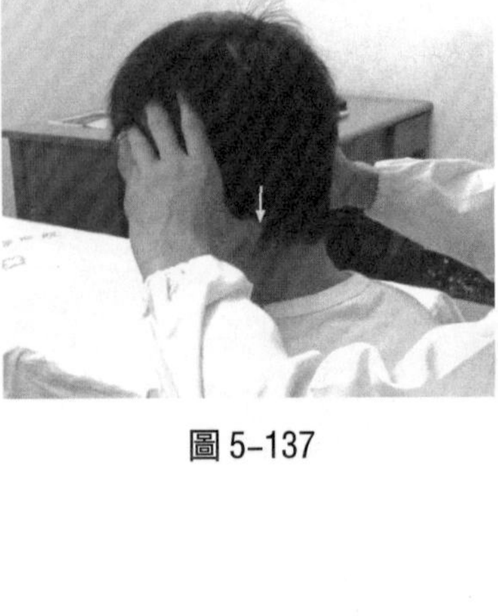

圖 5–137

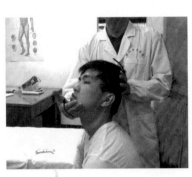

圖 5–138

（八）斜扳頸部

受術者坐位，術者站於一側，一手扶頭頂部，一手扶下頜部，兩手作相反方向斜扳頸部一～二次。（圖5－140）

（九）拿肩井

受術者坐位，術者站於身後，雙手拇、食、中三指指腹相對用力拿肩井三～五遍。（圖5－141）

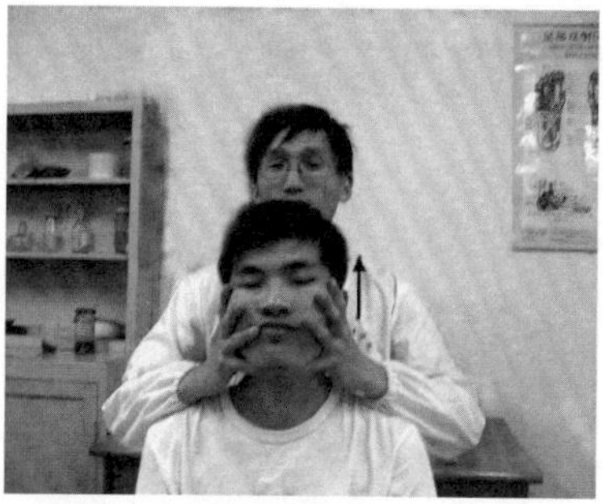

圖 5-139

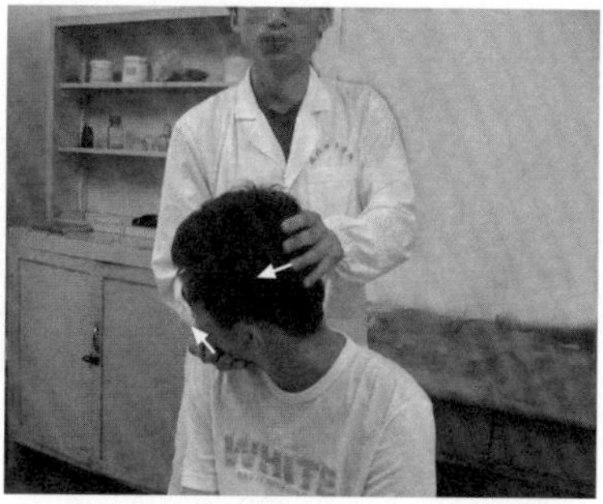

圖 5-140

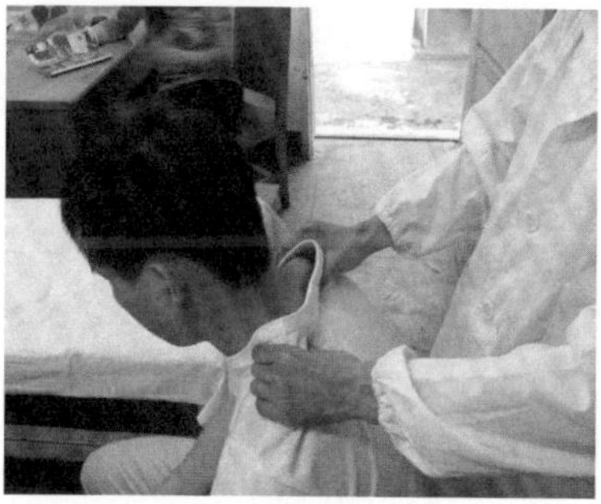

圖 5-141

臉部美容自我保健按摩

一、自我保健按摩的定義

用簡單的手法自己給自己按摩，活動肢體，叫自我按摩。將這種方法用於臉部作美容保健稱臉部美容自我保健按摩，這是我國傳統的一種健身方法，屬於古代的導引範疇。該方法歷史久遠，流傳廣泛，種類繁多。

自我按摩的特點是「要求在作自我按摩時，要集中思想，呼吸調勻，動作要有意識支配，也就是在進行自我按摩時，「要意」（意會）「氣」（呼吸）「動」（動作）相結合。才能通過持之以恆的按摩在美容、保健、養生、防治疾病等方面起到很好的作用。按摩前先清潔臉部，在臉部均勻地塗上潤膚霜。

二、自我保健按摩方法

(一)乾浴面

先將自己雙手掌摩擦發熱，然後在整個臉部摩揉，從額部、雙眉、眼、臉頰、鼻兩旁、口周、下頜等處摩揉二～三分鐘，令臉部稍有熱感。（圖6—1）

(二)摩揉下頜部

用雙手食、中、無名指，先併攏，然後從下頜中部雙手向兩邊開始摩揉，沿下頜邊緣慢慢向兩邊按摩至下頜角處轉而稍向上，時間一～二分鐘。(圖6—2)

(三)按揉口唇周圍部

用雙指指腹在口唇周圍做環形按揉，操作時動作緩慢，壓力稍輕，時間一～二分鐘。(圖6—3)

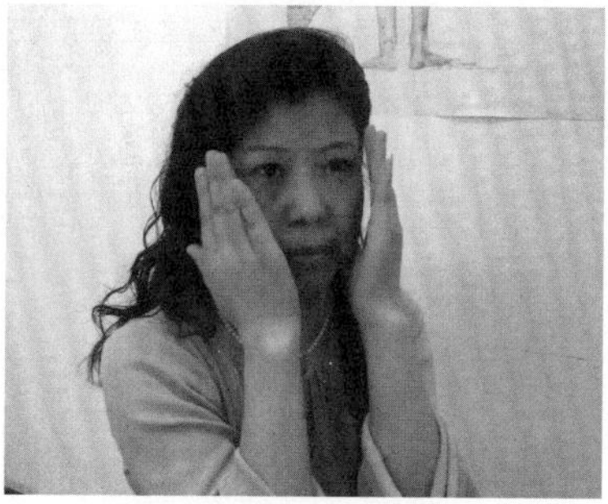

圖 6–1

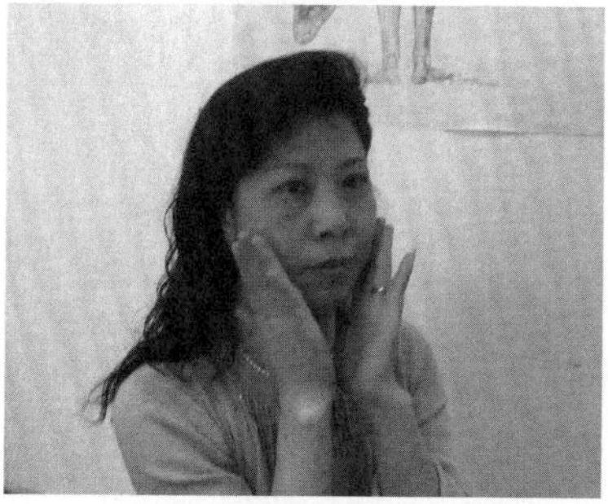

圖 6–2

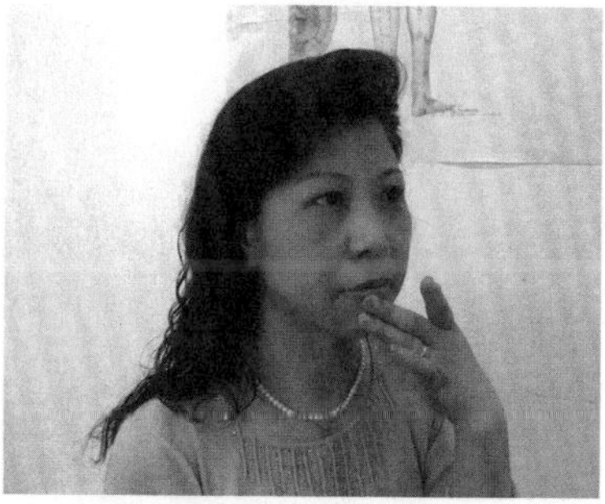

圖 6–3

（四）分推臉頰

雙手用中指和無名指指腹從口角下方開始，沿下頜緣，分推至耳垂部，三十～五十次，然後再從口角上方部分開始，沿著臉頰部推至耳屏處，三十～五十次，再從鼻翼下方開始，沿臉頰上方分推至耳上根部。（圖6—4）

（五）搓推鼻部

先雙手握空拳，拇指屈曲後，以指關節背側凸起部抵按兩鼻孔外側，然後向上，向下往返推搓，以鼻腔微熱為度。（圖6—5）

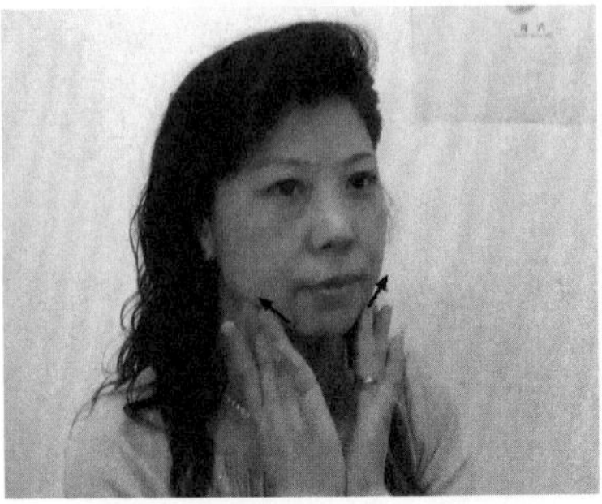

圖 6–4

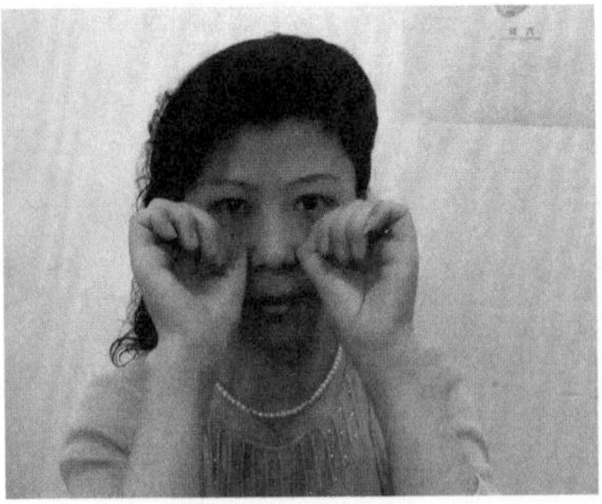

圖 6–5

(六)分推鼻部

大拇指抵住下頷角，用中指指腹從鼻翼兩側作八字狀向上分推至鼻根處，再分別向眉頭作斜向橫行分推，在眉弓處逐漸停止，十～二十次。(圖6－6)

(七)按揉迎香穴

用雙手中指指腹各按住同側迎香穴，順時針方向按揉十～二十次，再逆時針方向按揉十～二十次。(圖6－7)

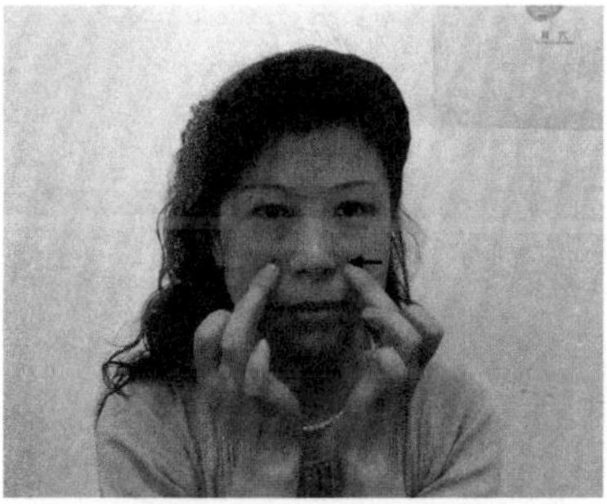

圖 6-7

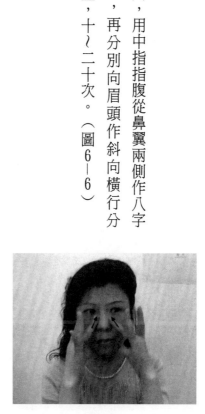

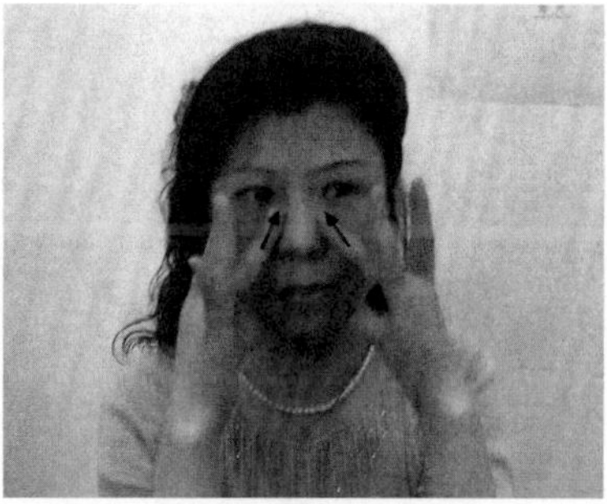

圖 6-6

（八）推印堂

雙手食、中指扶住頭前部，然後用雙手拇指指腹從印堂穴向上交替推至前髮際，十～二十次。（圖6－8）

（九）分推揉前額部

雙手拇指抵住太陽穴，其餘四指併攏，然後以中食指從印堂始至前髮際，再從前髮際至印堂向兩側分推十～二十次。（圖6－9）

（十）按揉太陽穴

用雙手中指指腹按揉太陽穴十～二十次。（圖6－10）

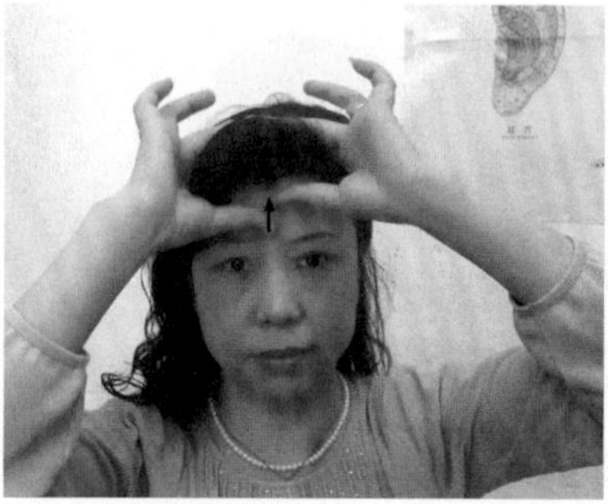

圖 6–8

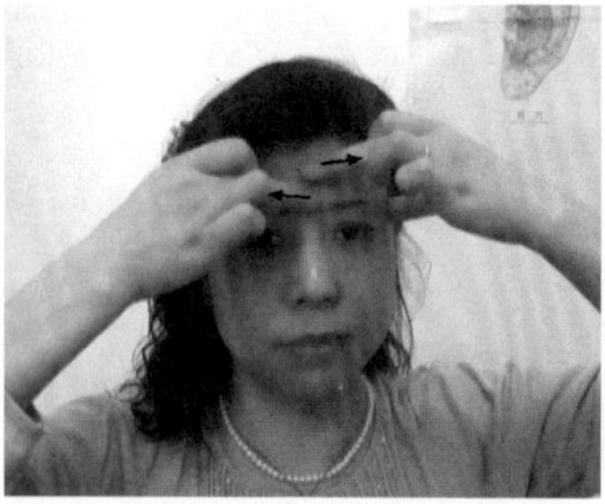

圖 6–9

(十一)推摩眼眶

用雙手食指羅紋面從睛明穴開始，沿著眼眶的上緣，慢慢向目外眥分推，然後再沿著眼眶下緣，慢慢推回睛明穴，如此反覆推摩十～二十次。(圖6—11)

(十二)刮眼眶

雙手先將食指屈曲成鉤狀，然後用半圓形的食指撓側沿眼眶上下緣刮動十～二十次。(圖6—12)

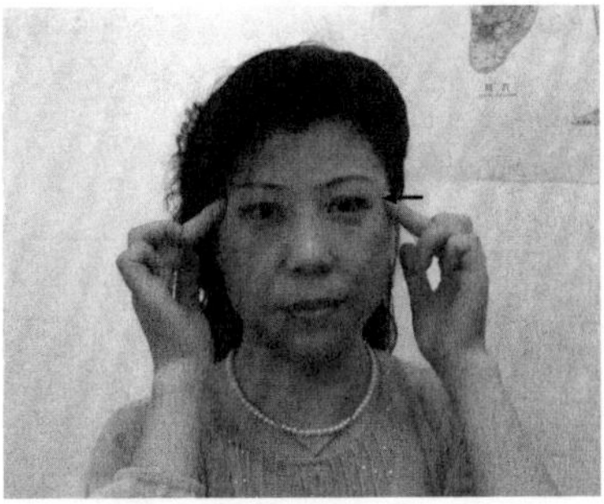

圖 6-10

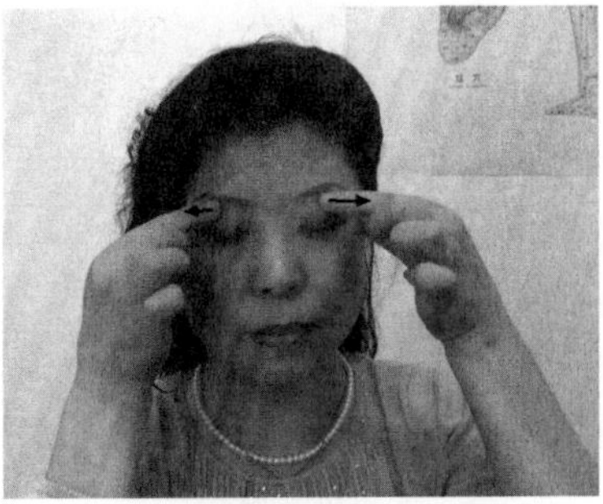

圖 6-11

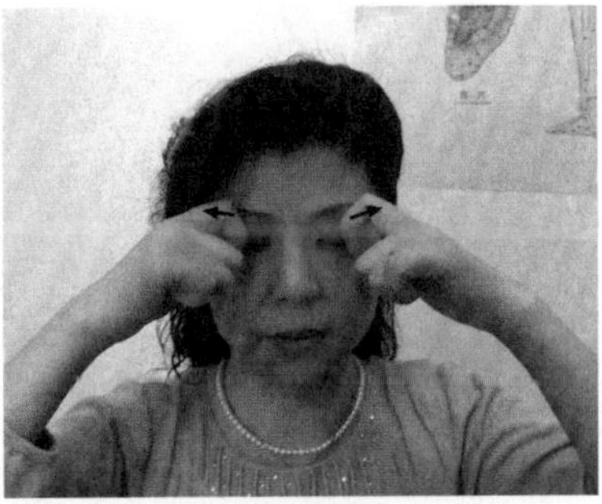

圖 6-12

(十三)按揉眼周腧穴

雙手食指指腹分別按揉眼周圍腧穴攢竹、魚腰、絲竹空、瞳子髎、四白、睛明穴，每穴半分鐘。(圖6—13)

(十四)梳　髮

先將雙手微屈成弧形或梳狀，然後五指略分開，雙手分別交替從前髮際向後梳理頭髮，先在頭髮中央梳，然後向兩邊梳十～二十遍。(圖6—14)

(十五)按揉百會穴

以中指或食指，由輕逐漸加力按揉百會穴，以局部酸脹為度。(圖6—15)

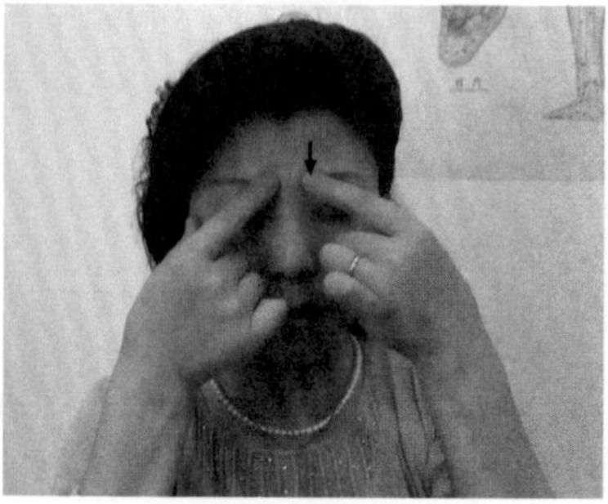

圖6-13

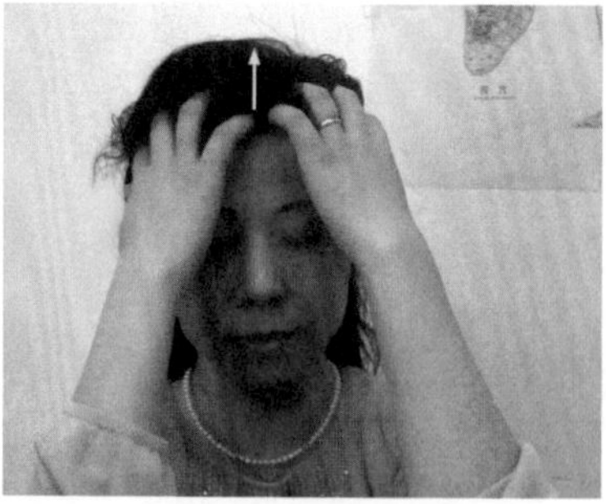

圖6-14

(十六)按揉風池穴

雙手拇指分別按於同側風池穴，其他四指附於頭部兩側，由輕漸漸加重地按揉風池穴二十～三十次。(圖6—16)

(十七)輕叩擊頭部

雙手彎曲成鉤狀，五指分開，然後從頭部正中開始用左右手五指指尖輕輕叩擊同側頭部，從前往後，從左到右扣打一遍為一次，做十～二十遍。(圖6—17)

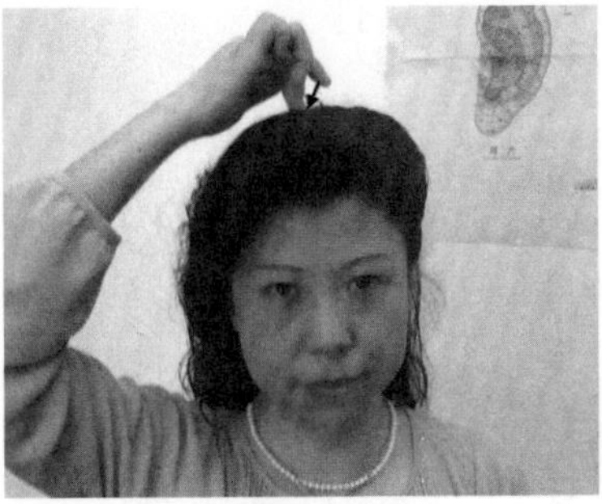

圖 6–15

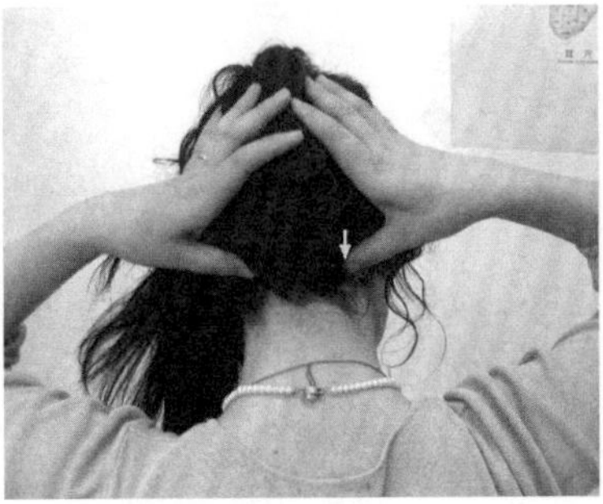

圖 6–16

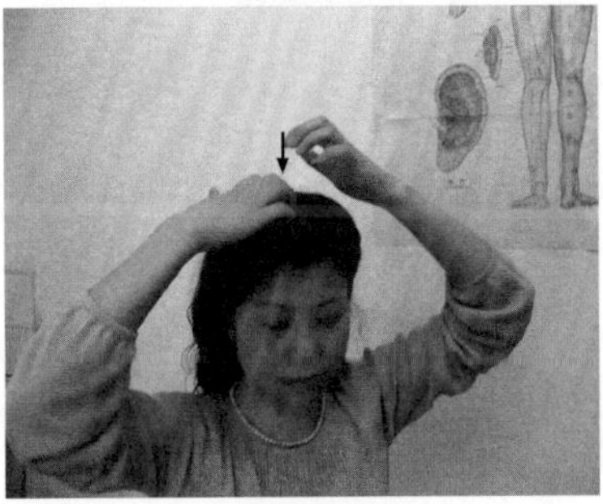

圖 6–17

（十八）搓揉耳輪

雙手拇指放在耳背部，食指放於耳殼內，然後用拇、食指雙側同時相對搓揉耳輪，從上到下反覆操作十～二十遍。（圖6－18）

（十九）揉摩耳垂

雙手拇指指腹各放於同側耳垂背部，食指指腹放於耳垂前面，同時揉摩一～二分鐘。（圖6－19）

（二十）鳴天鼓

雙手掌心緊捂兩耳，雙手食、中、無名、小指放於腦後，然後將食指指腹放於中指背，用力向腦部彈打，雙手同時操作，此時耳內可聞及咚咚聲響，即為鳴天鼓，連作十～二十次。（圖6－20）

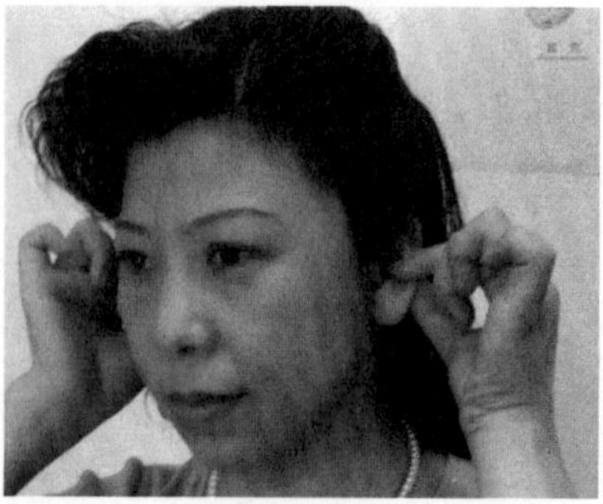

圖6-18

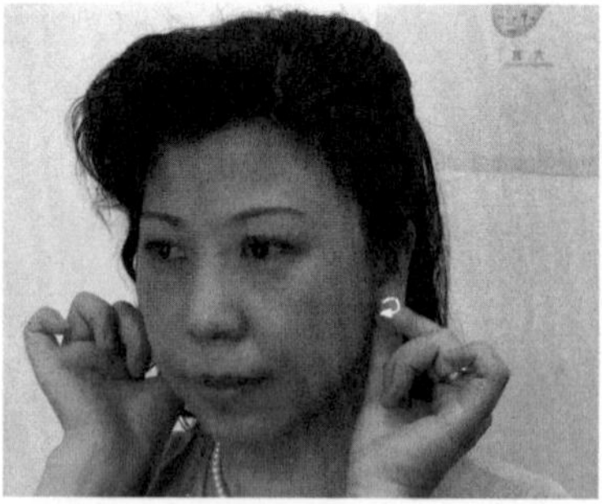

圖6-19

（二十一）按揉聽宮穴

用雙手中指指腹按揉雙側聽宮穴半分鐘。（圖6—21）

（二十二）按揉翳風穴

用雙手食指指腹分別按於同側翳風穴，局部可出現酸脹麻疼感，按揉十～二十次。（圖6—22）

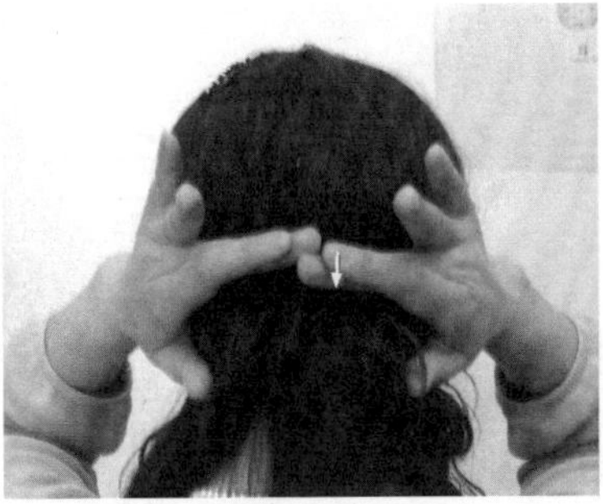

圖 6-20

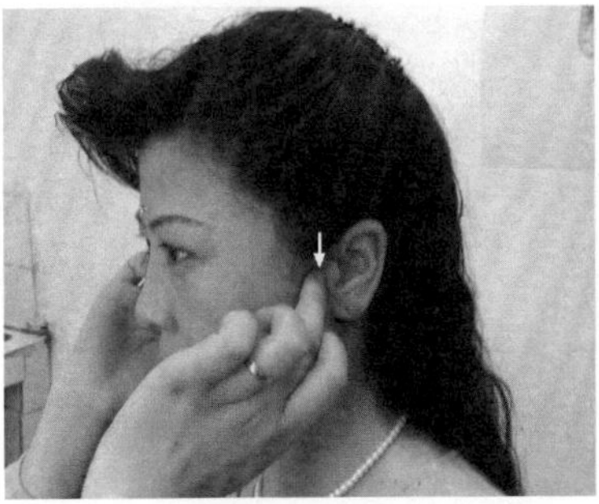

圖 6-21

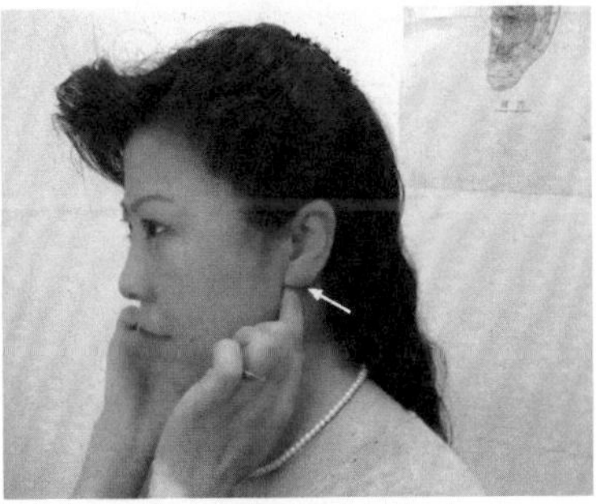

圖 6-22

（二十三）輕叩牙齒

將口腔輕閉合，然後上下牙齒輕輕相互叩擊三十～五十次。（圖略）

（二十四）漱口

口微閉，將舌在口腔內來回攪拌，口腔內慢慢生出津液，待津液滿口時，將其分成三小口慢慢下嚥，想著將津液咽入丹田處（丹田在臍下一寸左右處）。（圖略）

（二十五）拿肩井

右手拇、食、中三指拿住左側肩井穴，用拿法操作三～五次，然後左手拇、食、中三指拿住右側肩井穴，用拿法操作三～五次。（圖6－23）

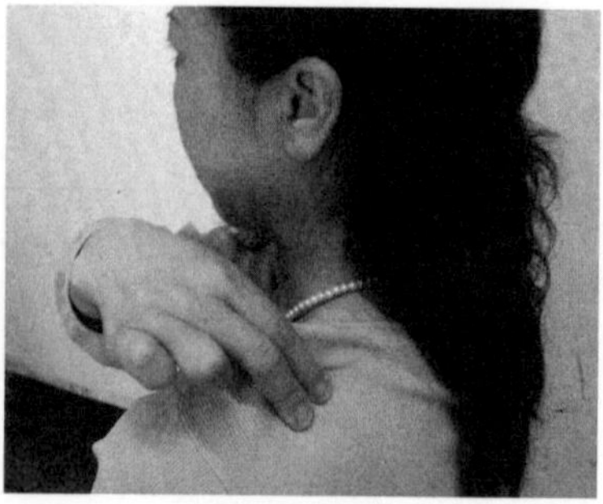

圖6-23

現今國內外美容保健發展動態

一、國外發展動態

二十一世紀的美容保健醫學前景廣闊，它已在世界上的各個角落呈現出百花齊放的景象。隨著科技的發展、社會的進步，人們對美容保健的認識也在逐漸加深。美容保健湧現出新觀念、新方法，呈現出全天候、全方位，生物活性物質與天然植物精華同步發展的態勢。

國外的美容保健界主要是從生物醫學、基因和外科手術等方面著手，注重人體局部瑕疵的修復。由於這種點對點的局限性不能對整體功能紊亂及代謝失調的問題進行解決，促使國外的美容保健界逐漸將眼光轉向了平衡神經、免疫、內分泌系統，調理機體的整體性入手。

國外美容保健界近年來，時興了天然的食品浴美容保健。

國外美容保健近年時興的鹽浴美容保健，就是溫水浸濕皮膚後用食鹽粉末塗抹在皮膚上進行「洗浴」，而不是用鹽來揉搓皮膚。實踐證明，鹽浴可以細膩皮膚，苗條身材，防治關節炎、風濕症和皮膚病。人體在浴盆內用水充分浸泡後，從頭到腳按順序用鹽粉末塗抹全身，全身皮膚則頓然出現滑膩的油脂，經清水仔細沖洗乾淨後，再一次在溫水中浸泡擦乾身體就結束了鹽浴。用這種鹽浴方法洗浴後全身舒適、清爽、精神抖擻。全身鹽浴過程中，選用一把長柄柔軟毛刷沾鹽粉末，在雙手難以觸摸到的背部進行均勻塗抹，會感到輕鬆自如。清除了背部的汙物，能光潔皮膚，且能預防背部癤瘡及皮膚病。

在用牙膏刷洗牙後，用手指沾鹽粉末緊壓在牙齦上輕揉。這種鹽浴方法對堅固牙齒、消除牙齒病大有益處。用細鹽粉末反覆輕輕塗抹眼睛周圍能消除黑眼圈。用精細鹽粉末反覆塗抹鼻梁上溢出的過多油脂，使鼻子清潔爽滑。用鹽粉末上、下揉搓腳後跟能去掉角質層，使腳後跟的皮膚光滑潤澤。在浴盆中用加鹽的熱水浸泡身體十五分鐘，長期堅持可減少全身脂肪，身材變得苗條。鹽浴還可防治關節炎、風濕病、肩周炎等病痛；熱敷在脂肪層厚的部位，能直接減少該部位的脂肪。

長期堅持醋浴能預防脫水，保持指甲和腳趾甲的光亮晶瑩，減少暗瘡、粉刺的滋生。醋的主要成分醋酸有很強的殺菌能力，醋還富含鈣、氨基酸、維他命、乳酸、葡萄糖、糖分和鹽類，對皮膚有綜合保健作用。

被譽為「美容果王」的檸檬，自古便是歐洲人護膚的佳品，檸檬去汙能力強，不傷害皮膚，有益於肌膚滋潤白皙，尤其適合暗瘡、粉刺患者。此類患者臉部油脂多，容易沾上大量灰塵和微生物，阻塞毛孔，引起皮膚發炎化膿，因此，經常洗檸檬浴不失為治本之法。

美國佛羅里達州盛行番茄浴，當地居民認為番茄具有嫩膚、使皮膚紅潤的功效。其方法是將番茄汁加入少量酒精、硼酸備用。使用時根據沐浴者的需要和不同水溫，加入適量番茄汁，浸泡沐浴。

蜂蜜氣味芬芳，營養豐富，久病體弱者以適量蜂蜜加入溫水浸泡沐浴，可收到明顯的健身提神功效。

將絲瓜汁加入溫水中浸泡沐浴，能活血通絡，消熱潤膚，解毒消炎，提高皮膚抗皺能力。提取絲瓜汁的方法是：當絲瓜枝繁葉茂時，將離地表六十公分左右的藤切開，切口朝下，用一個乾淨的玻璃瓶固定在土裏面，瓶口與塑膠管相連接，塑膠管的另一端繫在絲瓜藤切口處即可。用時可加入少量甘油、硼酸和酒精。

黃瓜汁含有柔軟的細纖維素，有促進腸道腐敗物排泄和降低膽固醇的作用，且它含有抑制糖類物質轉化為脂肪的丙醇二酸，因而可控制身體肥胖。黃瓜汁裏的鉀鹽，維他命A和E，微量元素鈣、磷、鐵及糖，能促進皮膚光潔柔嫩。將黃瓜汁適量加入溫水，浸泡有助於保持身體窈窕，肌膚光滑細膩。這是在法國許多地方盛行的一種沐浴方法。

另外，泥療、香薰、淋巴排毒和光波浴等美容保健法在世界各地也頗為流行。泥土中的黏土和細沙與不同分量的有機物質組成沉澱物，增加多糖、牛油和甜杏仁油，增加濕潤成分，清除油脂燃燒脂肪，可促進新陳代謝，迅速恢復活力，達到滑膩肌膚，靚顏塑身的作用。

香薰療法以其神秘芬芳的氣味，以及能夠緩解疼痛、加速血液循環、排解脂肪團、改善失眠狀況、加強免疫系統功能、回復明媚容顏的眾多神奇療效而讓人為之深深迷戀。

淋巴排毒療法運用循環、按摩、回轉、牽引等手法，加之特別的淋巴排毒精油，加速淋巴液的循環與排泄，達到美顏美體、放鬆修護、消除毒素與廢物的作用，使嬌顏永駐。

陽光、空氣和水是生命之源，風靡歐美的最新時尚——光波浴房，是以人肉眼看不到的五‧六～十五微米的遠紅外光為主要能量，深入肌膚四十公分，與人體深層細胞產生共振，活化細胞、增加人體組織再生能力，足氧呼吸，排放雜質，讓人享有陽光而不受其害。

胎盤濃縮液美容法在日本正愈演愈烈。日本女演員對此尤為推崇。據說，胎盤美容化妝品及護膚用品採用動物胎盤，對人體無不良作用或刺激，且富含生長激素的胎盤在製成濃縮液後，有益的激素更加易於皮膚吸收。能保持皮膚彈性和張力，去除皺紋、黑（黃）斑、皮膚感染症等。同時，注射用胎盤濃縮液由於取自人體胎盤，因而副作用的可能性幾乎為零。胎盤濃縮液以其美膚、豐胸的巨大優勢正吸引著越來越多的日本女性加入這一美容熱潮中。

日本不少美容保健專家認為，靜坐不僅是養生之道，而且是美容養顏的良方。靜坐可以有效調節心理，使之達到一種良好的平衡狀態。同時，靜坐還可以改善全身的體液循環，使臉部皮膚內層的水分充足、營養增加。於是，人就顯得容光煥發了。靜坐美容保健方法簡單易行，只需找一個環境清靜、通風良好的房間，坐下入靜即可。入靜後，要特別注意頭臉部的放鬆。靜坐後如用雙手對臉部及全身進行按摩則美容效果更為理想。

運動美容保健法中最簡單有效的方式首推咀嚼。其次是唱歌和吹口哨。美國洛杉磯面神經醫學中心主任福克斯博士經臨床試驗證實，女性每天咀嚼口香糖十五～

二十分鐘，幾個星期後臉部皺紋開始減少，臉色也變得更加紅潤。在日常生活中，咀嚼甘蔗、麵筋等，也會起到同樣的作用。經常唱歌則能促進臉部肌肉運動，改善血液循環，提高肌膚細胞的代謝活動。此外，吹口哨也可使臉部肌肉充分運動，除有減少臉部皮膚皺紋的美容功效外，還能使脈搏減緩，血壓降低，因而，吹口哨可稱得上是信口而來的美容保健妙法。

現代中醫學證明，許多鮮花可有效淡化臉上的斑點，抑制臉上的暗瘡，延緩皮膚的衰老。西歐一些國家出現了鮮花美容保健熱。鮮花製成的沙拉配料、花瓣果醬、花蕾肉湯在市面極為暢銷。

紐西蘭有著得天獨厚的火山泥。由於火山泥富含微量元素，對除斑、細膩肌膚有意想不到的作用，因而紐西蘭女子十分喜愛火山泥做的各種面膜和塑身材料。

近年來，世界各國的醫學專家、學者由大量的科學實驗和臨床實踐證明，接吻不僅能促進心跳和血液的循環，而且能治療許多疾病。當舌頭和嘴唇相黏時，胰臟會分泌出更多的胰島素，腎上腺可分泌出更多的腎上腺素，由此而使一身的各個器官處於快樂狀態，使抑鬱的心緒解脫出來，利於肌膚煥發青春和活力。因而，國外許多醫學權威人士大力推行接觸療法，以收到抗皺、美容和很好的心理療效。

二、國內發展動態

我國現代醫學美容保健是中國傳統醫學美容保健精華的繼承和發揚，國外醫學美容保健先進技術引入融合為一的產物。它與國外的醫學美容保健比較，具有起步早、發展快和綜合發展趨勢三大特點。國外的醫學美容保健，目前處在美容外科，或各種皮膚美容，或器具美容技術發展狀態，我國現代醫學美容保健的興起與發展卻有著自己的特點，它是由各種實用美容保健技術，包括外科手術、中醫藥美容、藥膳美容、經絡與氣功美容等美容保健技術，以及醫學美容的基礎研究和理論研究等多學科同步發展匯流而成的。

希望自己既美麗又健康的人們，借助高科技的力量，掀起了一次又一次的美容保健新浪潮，令當今國際美容保健的新時尚層出不窮。隨著生物技術時代的來臨，保濕劑、天然高分子、抗氧化劑等新型化妝品的應用，把美容帶入了高科技的新領域。近年來，人們對化妝品的需求越來越多，要求其能護膚、改善容貌、延緩衰老，更能治療某些皮膚、毛髮疾病。促使了新型功能化妝品的興起。

另外，隨著「返璞歸真」浪潮的衝擊，環保季風的逼進，人們崇尚天然原料為主、扶正固本、無毒副作用、效果持久的天然生物化妝品。追求自然的美容保健風格，「回歸大自然」是從美容誤區中走出的當代人提出的最有創意的口號，也是人們毫無疑問的選擇。

這些由內到外，全方位、全天候的調理，減少了輻射和手術對皮膚及整體的損傷，正因為這樣，一些集食療、醫療、美容保健為一體的天然植物性化妝品就迎合了人類崇尚大自然、追求健康風格的需求。比如蘆薈，它豐富的ＥＦＡ（必需脂肪酸）、維生素Ｅ、維生素Ｃ、ＳＯＤ等營養物質的絕妙組合，能有效地增加皮膚彈性、消除皺紋、滋潤皮膚，同時，它既可內服又可外用的優點更符合內調外護的科學之道。所以，作為一種新資源食品，它很快就風靡世界。

在經歷一輪低迷的窘境後，中醫中藥正以它巨大的磁力，吸引著越來越多向理性回歸的人們。當人們看到了西藥的副作用和西醫「頭疼醫頭，腳疼醫腳」的局限性的時候，人們開始想起中醫的好來，一個「新中醫時代」呼之欲出！

中藥的純天然屬性充分符合當今世界崇尚環保、崇尚自然的潮流。中藥使用的是自然植物，具有純天然屬性，因此，中藥本身就是低毒副作用的。而且中藥是複方，多種藥物搭配使用，這就進一步減輕了中藥的毒副作用。

中藥複方在各味藥材的使用上講究「相須、相使、相畏、相殺」，各種成分相互制約，相互中和，可以有效減毒，使其體現不出毒性。因此，大多數中藥可以長期服用，這是西藥無法比擬的。

「自然療法」正大行其道。「自然療法」強調透過調動起人體自我修復、自我防禦、自我調節功能來消除體內外病理因數的干擾。而這與中醫全面調節人體系統，使人體系統實現自組織、自穩態的理念有相通之處。

中醫在人體健康的維護上，始終追求自然，遵循順應人體生理活動的規律，反對任何違反自然規律的做法。從中醫治療手段上講，均是「因其可」而為之，絕不會為了單純追求治癒疾病而違背人的生理功能，破壞人體形態結構。中醫透由藥餌飲食、針灸推拿、氣功等方法，全面調節人體系統，使人體系統實現自組織、自穩態，從而將生命活動調整到最佳狀態。

中醫是最講究「度身訂造」、「個性化治療」的。在講求個性的年代裏，醫療也不例外，而中醫恰恰最講究的是度身訂造。中藥處方計究辨證論治，中醫的辨證論治，實現了現代人所宣導的個體化治療願望。因為大自然的每一個生命、每一個人都有自己的生理病理特點，即個體化差異。只有根據不同的病人自己的情況進行治療，才是符合自然規律的治療。

中藥外用美容保健的主要劑型有粉劑、浴劑、軟膏劑、面膜劑等。以治療癬容性疾病為主要目的的粉劑有保護、吸收、蒸發、乾燥、止癢、減輕外界對皮膚摩擦的作用，適用於無滲液的急性或亞急性皮炎，如痱子、面瘡等。常用製劑有青黛散、六一散、止癢撲粉等。另有洗劑，又名混懸劑、懸垂劑、水粉劑、振盪劑，是水與粉（含粉百分之三十～五十）混合而成的藥劑，作用與適應證基本上與粉劑相同。如青黛散洗劑、顛倒散洗劑等。

溶液有清潔、止癢、退腫、收斂、清熱解毒等作用。如用冬桑葉適量煎濃收貯，冬月早晨摻入水內洗臉，有祛風潤膚、令臉光滑如鏡、臉亦不凍的功效，被稱作「洗臉光彩方」。溶液用治癬容性疾病有外洗濕敷兩種用法，外洗的主要目的是清潔病損部位，濕敷有消炎、退腫、收斂的作用，可用於接觸性皮炎、濕疹等滲出較多者。濕敷的具體應用分開放式和封閉式。此外，溶液還可洗浴用。

軟膏具有不易乾燥，易於黏著人體體表，作用持久深入，可保護皮膚，防止外界物理、化學因素影響等特點。軟膏是一種常用的外用中藥美容劑型，既常用於保健美容，也常用於醫療美容。用於保健美容具有滋潤皮膚、悅顏增白除皺等功效；用治礙容性疾病有保護皮損、消炎、止癢、去疵搭配。這兩種技術的高度發展，產生了互相需要的聯繫與結合，達到整體美的綜合療效。

中醫美容保健所用的傳統面膜，是在雞蛋清或豬蹄湯等黏液劑中，加一些具有美容保健作用的中藥粉末調製而成。現代多以中藥與成膜劑製成專用面膜，也可利用果蔬類自製面膜。具有潤膚除皺，紅顏美容的作用。

如今的美容保健潮流較之以前有三個方面的變化，範圍的擴大，方法方式的改變和生物活性物質的應用。

美容保健範圍的擴大。美容保健的範圍不再只局限於眼、臉、皮等顏面美容護膚與整形，已經擴展到整個頭部、頸部乃至全身皮膚、形體的護理，更有部分已深入到骨架的改造，達到真正改頭換面的效果。

美容保健方式方法的改變。很多消費者都認識到美容沒有速成法，如果想在一夜之間就變成白雪公主，那根本就是不可能的。因此人們都明白，只有使用溫和的方式，循序漸進，才可能擁有美白靚麗肌膚和健美的身體。

生物活性物質的應用。今天，美容保健護膚品已經從化學美容、植物美容發展到生物美容、基因美容的階段，在護膚品中添加生物、滅瘢除疣等作用。在日常護理方面，生物活性物質是皮膚護理的最佳活性成分，能夠控制或調節皮膚老化進程，保護受損皮膚，延緩皮膚老化，對保持正常皮膚的結構和功能、維持機體的正常生理活動和代謝具有重要意義。

在皮膚損傷方面，由於手術（如眉紋、整形、磨削）、意外（如燒傷、創傷）及環境（如紫外或者熱輻射）等因素引起的皮膚受損，生物活性物質可加快創面修復速度，提高癒合品質，減少疤痕產生。美容外科與美容化妝術的完美結合，發揮整體美的改造效果。美容外科是在處理皮膚及皮膚下方的美容改造手術，美容化妝術是在處理皮膚上方的，非手術性化妝保養，美膚行為及整體造型美的設計活性物質已經成為美容界的潮流。生物活性物質雖然含量極微，但生物活性極高，對多種細胞生量功能和代謝活動發揮生物調節作用。

美容保健事業的發展，給每一位美容保健業界人士提出更高的要求，我們必須不斷地充實自己，跟上時代科技的發展，成為新世紀合格的美容保健業界的服務者，讓青春和容顏在細心呵護中重生、永駐。

參考文獻

1. 王雲凱・中華推拿大成・石家莊：河北科學技術出版社，一九九五
2. 高溥超・指壓腧穴瘦身法・廣州：廣東世界圖書出版有限公司，二〇〇二
3. 溫進之・減肥妙法・武漢：華中理工大學出版社，一九九一
4. 逸夫・健美與美容按摩・北京：中國計量出版社，二〇〇二
5. 高慧、王淑傑・今日美容・北京：新時代出版社，二〇〇一
6. 褚蘭、朱人、金明・足療治百病・上海：上海中醫藥大學出版，一九九九
7. 盧先・房室保健按摩精要・北京：中國醫藥科技出版，一九九三
8. 姚春海，宋志軍・皮膚瘙癢防治・北京：金盾出版社，二〇〇二
9. 王友仁・家庭按摩與保健・北京：華文出版社，一九九九
10. 吳奇・穴位推拿按摩大全・呼和浩特：內蒙古科學技術出版社，二〇〇三

11. 張麗芳・實用美容大全・北京：華文出版社，一九九七
12. 王富春、宋柏林・美容保健按摩圖解・北京：人民衛生出版社，二〇〇〇
13. 賀振泉・減肥塑身新法・廣州：廣東經濟出版社，二〇〇〇
14. 林乾良、劉正才・養生壽老集・第二版・上海：上海科學技術出版社，一九八二
15. 佘茂基・經絡療法與美容・上海：上海中醫藥大學出版社，二〇〇一
16. 柴文舉・實用美容按摩術・北京：海洋出版社，一九九四
17. 李清亞等・美容保健・北京：金盾出版社，二〇〇二

國家圖書館出版品預行編目資料

顏面美容保健按摩術／聞慶漢　主編
——初版，——臺北市，品冠文化，2006〔民95〕
面；21公分，——（休閒保健叢書；2）
ISBN　957－468－467－9（平裝）
1.按摩　2.美容
413.92　　95008253

顏面美容保健按摩術

ISBN　957－468－467－9

主　　編／聞　慶　漢
責任編輯／李　荷　君　陳智勇
發 行 人／蔡　孟　甫
出 版 者／品冠文化出版社
社　　址／台北市北投區（石牌）致遠一路2段12巷1號
電　　話／（02）28233123・28236031・28236033
傳　　眞／（02）28272069
郵政劃撥／19346241
網　　址／www.dah-jaan.com.tw
E－mail ／ service@dah-jaan.com.tw
承 印 者／高星印刷品行
裝　　訂／建鑫印刷裝訂有限公司
排 版 者／弘益電腦排版有限公司
授 權 者／湖北科學技術出版社
初版1刷／2006年（民95年）7月

定　價／200元